U0378755

POISON

The History of Dangerous Substances

POISON

危险物质的历史

毒药

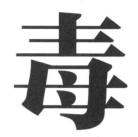

〔英〕本·哈伯德

BEN HUBBARD

著

黄韵雅 译

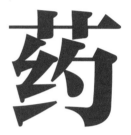

THE

HISTORY *of*

DANGEROUS

SUBSTANCES

北京时代华文书局

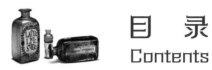

目　录
Contents

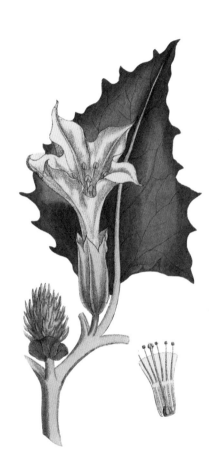

简 介
毒药：一个屡见不鲜的话题

2018年，一则牵扯到地缘政治的中毒事件报道震惊了整个世界，借此翻开了冷战的旧账。在英格兰索尔兹伯里的小镇上，前俄罗斯克格勃特工谢尔盖·斯克里帕尔和他的女儿尤利娅中了一种神经性毒剂，它被称为"诺维乔克"。

这种毒剂被喷洒到斯克里帕尔家的前门把手上，仅仅通过皮肤接触，它就会令受害者的肺部积满体液，从而导致呼吸衰竭。不过幸运的是斯克里帕尔大难不死，只昏迷了数周，逃过了这夺命一劫。

那些关于下毒谋杀的新闻故事总有种令人毛骨悚然的诱惑力。毕竟，下毒是一门与人类历史本身一样古老的黑暗艺术。不过诺维乔克在历史长河中还是个新生儿，是人类刚刚才找到的完美毒剂，诞生于苏联的秘密实验室中。诺维乔克在许多方面都堪称"完美"：它无色无味，易于伪装，便于施用。

早期的投毒者通常会需要一些不太显眼的东西。毒药可能会被藏在戒指的某个隐秘之处或化妆盒里，从而伪装成与普通或特定疾病相似的症状。直到被叫作"毒药黄金时代"的19世纪初期，专门针对毒药的法医调查才开始出现并得以发展。

在毒药黄金时代，砷普遍到你可以像买块面包一样轻易买到它。墙纸、儿童玩具和肥皂中都含有砷，所以人们经常会砷中毒，并且导致生病甚至死亡，这些算不上罕见。这对于常常把砷混入亲眷茶水中的投毒者来

说是绝妙的掩饰，尤其是人寿保险的推出为亲属间的谋杀提供了更多的动机。尽管砷为剧毒之物，但在历史上有很长一段时间，它都被当成了一种滋补之药，人们误认为摄入低剂量的砷可以增强人体免疫力并延长寿命。

古代的米特拉达梯国王每天都服用微量精心调制的毒药以保护自己免遭毒杀。米特拉达梯认为如果服用较低剂量的毒药，他的身体将对毒药产生抵抗力，以此达到免疫的目的。事实证明，这是一种很有吸引力并且流传颇久的解毒法，直到18世纪后期，这一解毒法仍被世人所信。

毒药史与医学史的同步发展并非巧合，因为毒药和治病的药有极大可能都提取自同一物质。瑞士医生帕拉塞尔苏斯有一著名论断，他认为毒药和医药之分往往是剂量之分。"所有的物质都是有毒的，没有什么物质是不含毒的；只有剂量的区别能使有毒之物转化为无毒之物。"帕拉塞尔苏斯在16世纪30年代发表的著作奠定了现代毒理学的基础。他的理论指出，所有化学物质剂量过高都会有毒，就连水和氧气也不例外。

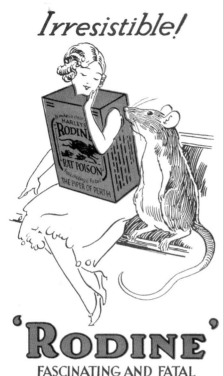

Irresistible!

'RODINE'

FASCINATING AND FATAL

Set Rodine to lure rats and mice to
their doom. Simple, effective and certain!

Tins 7½ᴾ, 1/3 & 2/6 post 3ᴰ 5/post 6ᴰ

FROM YOUR CHEMIST
or direct from the Rodine Works,
Perth, Scotland.

OBTAINABLE FROM

Printed in our Works.
T.H.L. 5.33.17.

HERBERT STANYON, M.P.S.,
DISPENSING CHEMIST,
HOLMEWOOD.

罗丹是英国广泛使用的灭鼠药，由麦糠、蜜糖和磷制成。据说该药在1963年被禁用后，磷中毒现象有所减少。

古埃及的埃伯斯莎草纸手稿是世界上最古老的医学文献之一，其中包含了几百种医药配方和民间疗法。这些药方和疗法中有一些极其荒谬，里面甚至掺杂着剧毒物质。

据说古埃及的最后一位法老克里奥佩特拉曾在死刑犯身上做过毒药实验并记录下了结果。民间还盛传她是自杀而亡的，选择被一种毒蛇咬死。这提醒我们毒药是历史上最伟大的平衡器之一，它是无须使用气力的杀人武器：在本书中，无论男女，下毒"高手"都屡见不鲜。

在历史上，毒药制造和售卖领域也曾出现过女性的身影。在17世纪，一位人称"拉瓦辛"的女巫在路易十四的宫廷中向贵族出售了许多毒药；意大利的朱莉娅·托法娜发明了一种以她自己名字命名的可怕毒药，传闻有600多人死于该药。那个时代的妻子们通常会用这种托法娜毒药来摆脱暴虐的丈夫。

毒是人类历史构架上一条绵延不断的黑暗线索。它不仅反映了人类在科学、技术和社会思想方面的进步，而且它还具有其本身内在的黑暗面。毒杀是隐秘和明确的，它的意图不存在任何含糊性。毒发的症状多种多样，令人感到震惊稀奇：中毒者可能在剧烈抽搐中死亡，他们的身体或许会自内而外地被腐蚀掉；有些人会因为呼吸系统的衰竭窒息而死，有的则会七窍流血而亡；氰化物中毒时，死者的面孔会扭曲成一种诡异的笑面。

毒药史可以追溯到人类起源时期，可怕的是，它们至今仍活跃在世界舞台上。毒药的发展受两个因素推动：一方面是对知识和进步的渴望，但另一方面也有摧毁他人的阴暗需求。可以说，毒药的历史就是人类的秘密历史。

有毒植物和有毒动物

在很长一段时期里，投毒者可获得的毒药大多来自植物和动物。自然界就是毒的战场，毒被用来进行防御，也被用来进行攻击。

有毒植物会释放强效的毒素来保护自己不被捕食者吃掉；有毒动物不仅会用毒进行防御，也会使用致命毒素杀死它们的猎物。由此看来，大自然为怀有歹心的人提供了应有尽有的有毒物质。

植 物

人类对植物的认识可以追溯到原始人类时期。我们人类的祖先据考证已经会经常食用具有药理活性的植物，以此减轻胃痛或其他病痛。然而，即便是治疗用的植物，剂量过高也可能致命。意外中毒一直是食用植物的风险，最初尝试用植物治疗自己的人类中自然而然也会有一些人因食用过量而意外死亡。

直至科学发展到能够进行人工合成之前，鉴定植物的确切毒性仍然是一个公认的棘手的事。这是因为植物中的毒性，也就是常说的植物毒素，其效力差异很大。即使在同一片土地上生长的两株相同的植物也可能具有不同强度的毒性。此外，受害者因个人体质不同而对有毒物质会产生不同的生理反应也是让毒性评估工作很难开展的重要因素。我们在之后将会看到人类在尝试使用或误用颠茄、曼陀罗和毒参等有毒植物时产生的那些不同寻常、出乎意料的结果，这些

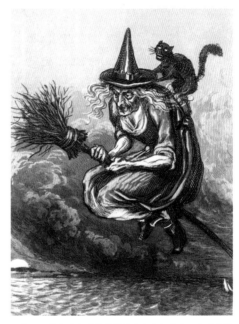

天仙子、乌头和颠茄是能够让人产生幻觉和飞行感的植物。在中世纪，女巫们会从这些植物中提取麻醉药膏，借助扫帚把柄涂在生殖器上。女巫骑扫帚的传说大概就从此处衍生而来。

植物的毒效有时甚至到了令人难以置信的地步。

真 菌

真菌家族中的霉菌所产生的毒素被称为霉菌毒素，是世界上最强效的毒素之一。真菌的范围既包括酵母菌、霉菌，也包括大型真菌等。有毒的大型真菌称为毒蕈，毒蕈中

毒极为普遍，因为人们经常将它错认成可食用的蘑菇，死亡帽中毒和毒蝇伞中毒时常发生。

毒蝇伞不仅仅是有毒物质，其作为致幻剂也有着悠久的历史。西伯利亚的土著就会在巫术仪式中使用毒蝇伞。在仪式上，萨满本人会先整个儿吞下它，而其他信众则会喝这位萨满的尿液以体验毒蝇伞产生的精神效力。新陈代谢出的尿液会滤除毒蝇伞一些让人不大舒服的毒性，像出汗、恶心和瘙痒等症状就会通过尿液被消减。毒蝇伞以其毒效的不可预测性而闻名：可能会产生意识模糊、幻觉和痉挛等各色症状。

还有一种和毒蝇伞中毒具有相似症状的真菌，它被称为"麦角菌"。不同的是，麦角是一种生长在黑麦和大麦等禾本植物上的有害真菌，因此从不会像毒蝇伞一样被人们刻意摄入。我们会在"塞勒姆女巫审判案"一节中提到这种有毒植物，"非刻意"的麦角菌中毒所带来的不仅仅是医学上的影响，其产生的后果甚至比刻意下毒要严重许多。

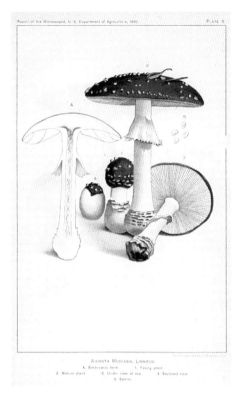

据说毒蝇伞与圣诞老人故事的起源有关。它是一种能让人产生飞行幻觉的植物，而驯鹿会食用这种毒蕈，所以在圣诞故事中，驯鹿都是会飞的。而且它有着红顶白杆的样貌，恰是圣诞老人的传统颜色。

动　物

整个动物界有成千上万种有毒物种。动物的毒被称为动物毒素，它们作为一种防御手段存在于某些动物的体内。以蔗蟾蜍为例，它的皮肤表面就含有剧毒，一旦受到威胁就会分泌一种称为蟾毒素的毒液。芫菁含有一种被人称为斑蝥素的毒液，用来保护它的虫卵。斑蝥素有时会被误用为催情药，通常因此而引发中毒状况。例如一起涉及萨德侯爵的毒害事件就是很有名的斑蝥素中毒案例。

除了以毒素作为防御武器的动物外，其他动物则以毒作为攻击的武器。其中，蛇、蝎子和蜘蛛是有毒生物中最声名狼藉的，仅毒蛇咬伤一项每年就会造成全球范围内至少10万人死亡。在蛇类中，蝰蛇、眼镜蛇和太攀蛇是世界上最毒的蛇。它们的毒液（其毒液会通过注射状毒牙进入体内）会破坏咬伤部位的组织，从而引起麻痹并导致呼吸和心力衰竭。有传言称埃及艳后克里奥佩特拉就是采取让有剧毒的眼镜蛇咬伤乳房的方式自杀的。

地球元素

随着人类历史的发展，新的有毒物质被人们逐渐发现，而这些有毒物质并非来自植物或动物。它们有的来自地球元素，有的则来自人类曾经看不见或未知的细菌，以及众多人造物质。

元 素

地壳中已知有90多种元素。如果这些元素是微量的，那便几乎没有害处，其中有许多在人体中发现了其存在的痕迹。但是如果剂量过高，这些元素便会化成有史以来最有名的有毒物质，如：砷、锑、汞、铅和铊。在历史上早有使用这些物质的记录，它们被用来制作染料、化妆品和灭鼠药等，甚至还会被当作药物使用。古代埃及人推崇使用锑来护肤，而汞则在20世纪70年代还被用于一些药物中（如便秘药）。传说中国第一位皇帝秦始皇还将含汞的丹药作为长生不老药服用。

古代餐具中常含有铅，这就导致了罗马帝国的许多民众处在慢性中毒的境况里。因此有人便认为正是铅中毒导致了罗马帝国的灭亡。

砷大概是这些物质中最著名的毒药，本书中用砷作为凶器的凶手数不胜数。不过有趣的是，砷在医药历史中也占一席之地：在19世纪中叶，奥地利施蒂里亚州发现了一批"食砷者"，他们认为食用微量的砷有益于身体健康。

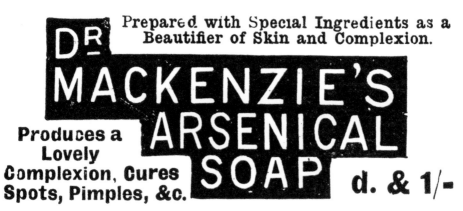

19世纪"麦肯齐医生"牌含砷肥皂的广告，声称此含砷肥皂可以治愈色斑、丘疹，令肌肤光洁。这款肥皂的成分中包含了锌和砷。

细 菌

人类总是不断地与有害细菌交战。它们小到无法用肉眼看到，会通过食物、水和空气进入我们的体内。有些细菌一旦进入人体内部，就会以惊人的速度繁殖增长。在这个过程中，它们会产生一种有毒的蛋白质，我们称其为外毒素。由于这些有毒化学物质会受到人体免疫系统的抗击，所以即使在细菌死亡期间它也会不断释放毒素。细菌毒素会攻击人体细胞，从而扰乱细胞的正常活动或者干脆完全破坏它们。毒素有时还会冲破细胞的外膜壁并使细胞内含物溢出，在阻止蛋白质合成并封锁神经连接处的信息传递之前，这些破坏工作都会顺利完成。像炭疽之类的生化武器所产生的致命毒素就可以从体内腐蚀身体。

人造物质

化学制品在现代世界中具有多种重要用途，例如农业上会用来进行害虫防治或促进农作物生长。然而，这些被人们拿来消灭昆虫、啮齿动物、真菌和杂草的化学物质也经常被用在人类自己身上。于是许多化工厂摇身一变，成了生产大规模杀伤性武器的实验室。在历史上，灭老鼠用的氰化物也许是最令人胆寒的毒药。齐克隆B起初就是这样一种以氰化物为主要成分的杀虫剂，谁料到它后来会被德国纳粹分子所利用，被投放到集中营的毒气室中，杀害了逾100万人。

20世纪末，东京多列地铁上发生了邪教徒投放沙林进行大规模屠杀的事件。沙林是神经麻痹性毒剂的一种，这种毒剂被开发为化学武器，专门用来对付人类自己。神经性

毒剂诺维乔克是另外一种毒剂类化学武器，它是冷战期间苏联秘密实验室研发的武器之一，直到近些年才被首次揭露出来。

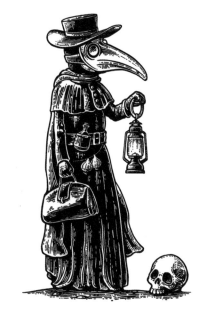

14世纪席卷欧洲的黑死病就是由细菌爆发引起的。黑死病最终造成几千万人死亡。

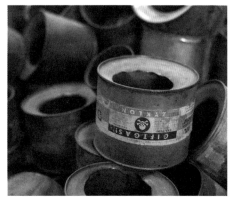

齐克隆B在奥斯维辛集中营中被大规模使用，毒剂会通过毒气室中的通风孔扩散开来，从而杀死被关押在里面的人。

毒的科学

用最简单的话来说，有毒物质就是一种被有机体吸收后会造成伤害、疾病或死亡的物质。许多有毒物质来自植物、动物或地壳中的元素。

除此之外，其他一些有毒物质属于人造物质，它们要么是被偶然发现的，要么诞生于绝密武器实验室里。毒药有多种物理形态，包括固体、液体、气体等。毒药的物态、剂量和输送途径等因素决定了它的暴露方式，以及对人体所产生的影响。

暴露途径

毒药进入人体的途径会影响毒药的作用速度、攻击的身体部位以及受害者的生存机会。毒药可以通过四种主要方式进入人体：食用摄入，口鼻吸入，体外吸收或体内注射。

食用摄入：就固态毒药而言，食用摄入是其进入体内的主要途径。由于毒药进入的是食物消化的通道，而人体肠胃又具备一定的自然防御能力来排除毒素，因此不可溶毒药如果只是简单地被送进肠胃消

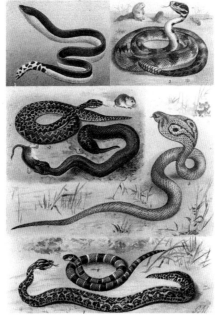

眼镜蛇类毒蛇和蝰蛇类毒蛇是有前尖毒牙的两大毒蛇家族。

化系统的话，就会以正常方式被排泄出来。与此不同的是，可溶性毒药则能穿透胃肠道内壁进入体循环，它们会被运输到肝脏和其他器官，在特定器官处对人体造成极大伤害。

口鼻吸入：对于气体形态的毒药，吸入是主要的进入途径。毒药一旦被吸入人体，它们就会进入呼吸道，然后通过肺部进入体循环。这会加快毒药的发作效力，令情况十分危急。因为来自肺部的血液会直接进入心脏，然后被泵送到身体的其他部位。大脑是最早接受有毒血液的器官之一，但吸入的毒药通常最终流向对它们似乎最具化学亲和力的器官：我们称其为"靶器官"。

体外吸收：液态毒药可以被皮肤或眼睛吸收，具有双重危险性。这是因为毒药中的腐蚀性化学物质通过皮肤渗透进入体循环时

会导致组织严重受损。一旦进入体循环，毒药就会被输送到各个内部器官。尤其是人的眼睛对有毒物质特别敏感，如果以这种方式中毒的话，会造成无法弥补的伤害。

体内注射：用针头进行皮下注射的毒药，或被动物的毒牙刺穿而进入人体内的毒素是特别致命的。除了吸入以外，注射是让毒药进入体循环的最快方式，因为毒药彻底地绕过了人体许多自然防御机制。被蛇咬伤不仅会破坏伤口周围的组织，与此同时，毒液还能阻止血液中的愈合剂抵达伤口。

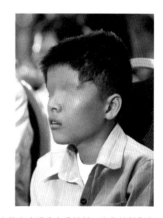

越南战争中美军在越南喷洒了大量橙剂。这些橙剂导致许多人罹患癌症，许多人产下畸形儿。橙剂的主要成分二噁英仍然存在于越南的生态系统中。

中毒后身体的反应

有毒物质一旦进入体循环，它就会在细胞层面攻击人体。不过有些毒药并非如此，它们会待在细胞外面，通过破坏神经和肌肉之间的信息传递系统来伤害人体的健康。两者相比，大多数毒药还是会通过细胞的外膜进入细胞中心对人体造成伤害。其方式有好几种：有些毒药会强行通过细胞外膜；而有的则能与细胞膜中的离子对接——这些离子穿梭在细胞通道里，被毒药所绑架。最危险的毒药是脂溶性的，因为它们可以随心所欲地穿过脂类构造的膜，不受任何阻碍。一旦进入细胞内，有毒物质就会对受害者的生物系统造成最大的损害：它会阻止细胞合成DNA（带有细胞遗传密码的基因组织）和RNA（在细胞中执行某些重要功能的基因组织），或者阻断能使细胞发生不同反应的酶的合成，以此来达到它的"邪恶"目的。某些毒素会在人体内伪装成有用的酶来破坏细胞内的分子；而有的毒素会切断细胞的能量供应，从而饿死细胞；还有一些毒素会使细胞的外膜敞开，让液体不断流入细胞，直至其胀满破裂。

急性中毒和慢性中毒

不论是短时间内接触有毒物质还是长期暴露在有毒物质中均有可能导致中毒。人体在短时间内一次或多次接触大量高浓度有毒物质而迅速产生一系列病理生理变化，我们称之为急性中毒。慢性中毒的人则是持续性缓慢或多次小剂量接触有毒物质，时间上从几天到几十年不等。例如石棉中毒，在毒发前，可以在体内潜伏20多年。

根据剂量的不同，许多急性或慢性毒药所带来的效果可能是相同的。这是因为毒药的剂量、使用的频率以及毒药反应的速度共同决定了毒药的整体效果。

第一章
古代世界的毒药

第一个被毒杀的人究竟是谁？在什么时候？不论这个人是男是女，其姓名、时代已经无法考证了，只剩下了一簇魅影遗失在原始时代。根据考古发现，我们的祖先为了方便捕猎，很早就会在矛尖和箭镞上涂抹毒药。

在武器上涂毒的办法比起用斧子和棍棒花大量时间围捕大型哺乳动物要省事儿多了。此外，祖先们在肉类短缺时，会用火消除植物根茎中的毒素，食用植物来充饥。不过那时候的"科学经验"只是试错法，无数前人用性命换来了我们今天的安全食谱。

随着狩猎采集者的生活方式从游牧转为定居，打猎变得不再那么频繁，人们对毒药又出现了新的需求。这是由于人群聚居的生活方式引发了虫害和瘟疫，于是老鼠药便成了一种有效的解决方案。但是从什么时候起这种用来灭老鼠的毒药被一个敌人、一个仇视家庭成员的人或一位不忠的情人混进了做饭的锅子呢？

随着村庄逐渐向城镇发展，书面材料中出现了用毒药作为谋杀手段的记录。古代的苏美尔人、阿卡德人和埃及人都熟知的有毒植物，包括鸦片和颠茄。他们在文字材料中提到可用醋来解毒，这种做法至今仍在使用。在东方，"神农"是具有神话色彩的人物，据说他是中国医学的创始人。传说神农的身体除了四肢与脑袋外，都是透明的。据

说他尝尽百草，只要药草是有毒的，服下后他的内脏就会呈现黑色，因此他能轻易知道每种药草对人体哪个部位有影响。

Toxin（毒素）一词起源于古希腊语 *toxikón*，更确切地说是 *toxikós*，其意与毒箭有关。古希腊诗人荷马在《奥德赛》中讲述了一个很有名的故事，奥德修斯将他的箭插进盛满黑藜芦毒液的容器中浸了会儿，之后他用毒箭射杀了追求他妻子的人；除此外，《伊利亚特》中还记载了希腊人和特洛伊人用淬毒的箭和长矛进行战斗的场景。如上所言，《奥德赛》中就已提到毒药，这说明了人类用毒的历史可以追溯到很早。

到罗马帝国时代，谋杀家庭成员已不少见，在统治阶级中更是司空见惯。因此，当时的罗马会出现像尼禄这种能毒死自己亲生母亲的皇帝，并不是那么出人意料。毕竟，追根究底而言，这是他从自己母亲那儿学来的本事。

罗马诗人奥维德在他的作品《变形记》中提到了那个年代以毒药作为凶器的家族谋杀：丈夫们盼望妻子们死亡，妻子们祈盼丈夫们下葬。凶残的继母们给孩子们下了致命

的毒，儿子们希望他们的父亲没有几日好活。

　　这章将会从古希腊时期开始讲起，以当时十分重要的哲学家苏格拉底为中心展开整个故事。

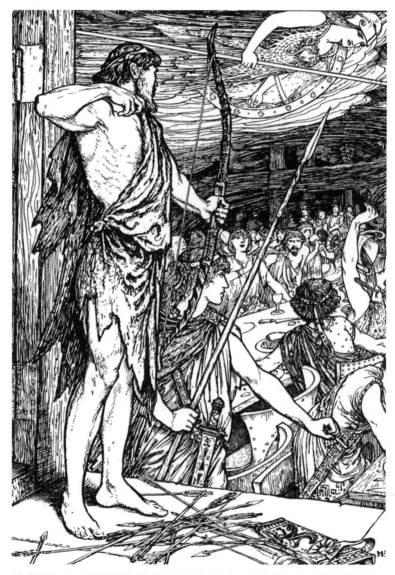

《荷马史诗》中，奥德修斯从特洛伊战场回到伊萨卡岛后，用毒箭杀死了妻子珀涅罗珀的追求者。

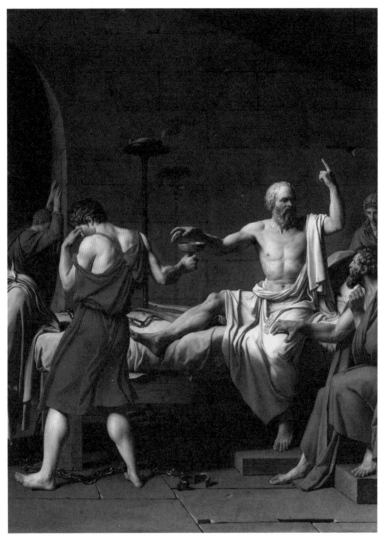

《苏格拉底之死》，1787年，雅克—路易·大卫（Jacques-Louis David）绘。此画的亮点是苏格拉底和他的追随者的神情差异。

审判苏格拉底

公元前399年的一天，哲学家苏格拉底站在500名雅典公民组成的陪审团面前。他被指控"拒绝承认城邦全体公民敬拜的神"和"腐蚀青年"。

对苏格拉底而言，有罪的判决可能意味着死亡。在苏格拉底和指控者几个小时的激烈辩论后，陪审团采用投票的方式进行了表决：把刻有"有罪"或"无罪"的陶片儿放进瓮里。第一轮投票结果为：280人投有罪，220人投无罪。

判定他有罪后，陪审团需要投票决定对苏格拉底的处罚。他的指控者认为应当将其处以死刑，然而当问及苏格拉底本人的意见时，他认为自己只需对此付少量的罚款，并放肆地说自己还要在余生中享受政府薪水和免费晚餐。随后经过双方第二轮的辩护，投票结果为：360票有罪，140票无罪，就这样他被判为死刑。

根据苏格拉底的学生柏拉图所记载，传闻当德尔斐神谕说没有人比苏格拉底更有智慧时，他就已经成为雅典的"牛虻"。苏格拉底经常惹恼他的同胞。他批判民主（这是雅典发明的一种政治制度），因此激怒了雅典市民和其政治社区；他还用自创的、强有力的提问方法让人们陷入尴尬，因为这总会暴露出他们的无知。除此之外，传闻苏格拉底还与曾以暴力手段短暂统治雅典的三十僭主（Thirty Tyrants）有所牵连，这令雅典市民对他的憎恨又多了一分。

现在，苏格拉底即将要接受他的惩罚。

他最终还是被判了死刑，通过喝一杯毒参汁来实施。柏拉图并没有旁观行刑过程，但是他却在《斐多篇》中回忆了此事，应该是当时在现场观刑的目击者说给他听的。以下是苏格拉底喝完毒药之后发生的事情：

"苏格拉底一直走来走去，直到行刑者让他躺下，那个时候他说他的双腿变得沉重。行刑者先摸了摸他，过了一会儿又再次检查了他的脚和腿。他用力地捏着苏格拉底的一只脚，问他有没有什么感觉，苏格拉底说他什么都感觉不到。接着，行刑者又对苏格拉底的小腿做了同样的事情，继而又顺着腿往上捏了捏，向我们展示说苏格拉底的身体正在变冷变硬。然后行刑者最后一次触摸了他，说当毒药到达心脏的时候他就会死亡。当寒冷之感到了他的腰间时，苏格拉底把头露了出来（他头上被盖了布），留下了最后一句遗言：'克里托，我们欠了阿斯克勒庇俄斯一只公鸡，要付钱给他。别忘了。'过了一会儿，他微微动了一下，行刑者便揭开蒙在他脸上的布，检查他的眼睛。克里托看到他已经死了，便帮他合上了嘴巴和眼皮。"

至此，历史上最著名的一件早期毒杀事件就落下了帷幕，西方哲学之父苏格拉底死于毒药。

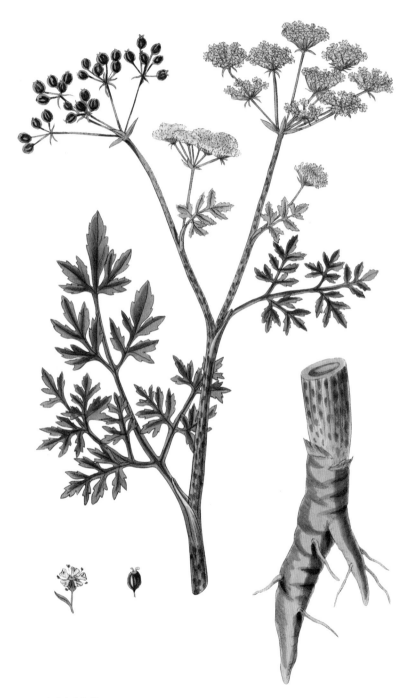

毒参各局部图。

毒 参

毒参（conium maculatum）是一种含有剧毒生物碱的植物，其中含有的毒芹碱是一种对人体神经系统有害的生物碱。毒参也被称为"芹叶钩吻"。

简 介

毒参是一种颜色鲜绿、光泽亮丽的植物，茎上常有紫色斑点，春季开白色的花朵。虽然形状同欧芹或胡萝卜相似，但是它和这些通体无毒的植物可不一样，毒参的每个部分都含一种称之为毒芹碱的有毒生物碱，其种子、花朵、叶子和果实中都含有毒芹碱。要知道即使是少量的毒芹碱也可迅速致命，它一旦被人体摄入，30分钟内就会出现症状。除了直接摄入外，二次中毒也占有一席之地：比如食用了毒参种子的鹌鹑可将毒碱传递到吃了毒鹌鹑肉的人身上，腹泻、呕吐和麻痹的症状会在三小时后出现。在古希腊，毒参是众所周知的自杀药和处决药，曾被用来毒杀过哲学家苏格拉底。

毒理作用

毒参中发现的毒芹碱具有与烟碱相同的组成结构，它通过作用于烟碱乙酰胆碱受体，阻止神经兴奋传递，尤其能快速解除神经对肌肉的兴奋。这就是苏格拉底喝过毒参汁后毒性从下而上蔓延的原因。由于该生物碱存在于毒参的各个部位，因此即使是触摸植物也可能导致一些人会产生皮肤上的反应。

中毒症状

毒参中毒的症状为虚弱无力、行走困难、嗜睡、昏迷、麻痹等。

治疗办法

目前尚无毒参中毒的解毒剂，但在摄入后短时间内洗胃可能会防止出现一系列严重症状。

知名毒害事件

•2006年，来自德文郡的一位英国园丁效仿苏格拉底之死，吃了他住宅周围生长的毒参叶子，一周后尸体才被发现。验尸结果表明，他中毒后神经系统都瘫痪了。

克里奥佩特拉之死

公元前31年，古埃及的最后一位法老、艳后克里奥佩特拉和安东尼正与仇敌屋大维在亚克兴角附近海域进行着争夺国家权力的海上决战，但胜利女神并未眷顾她这一方。

意识到失败即将来临，克里奥佩特拉的指挥舰便迅速逃离了战场。当时的罗马领袖安东尼不仅是她的爱人，也是她对抗罗马的伙伴，一直忠实地追随着她。作为历史上最著名的自杀情侣，他们的故事如今也被封存在历史的洪流当中。

克里奥佩特拉和安东尼别无选择，他们只能离开亚克兴，逃往她在亚历山大的宫廷。他们把自己关在宫殿的大门后面，为不可避免的事情做着准备。这场决战是因为安东尼挡了屋大维的权力之路，这位敌手想要完全掌控罗马。而克里奥佩特拉成了他们二人权力争夺中最易遭受编派的替罪羊。她在罗马被描绘成东方妓女和妖妇，说她诱骗了恺撒以及他的前任得力助手安东尼，还让他与恺撒的前盟友屋大维发生对抗。

安东尼在决战失利快成定局之前还试图与即将打上门的屋大维进行和谈，但是他的谈判请求没有收到任何回复。克里奥佩特拉在亚历山大港的剩余船只被烧毁后，也在尝试走外交路线，因为从形势上来看，出逃已经是不可能的事了。她的外交官为屋大维带去了丰厚的礼物，并恳求让她和安东尼在埃及能过上不受干扰的安逸生活。她还请求屋大维允许她的子女继承她的王室血统，这些

子女有的是和安东尼生的，也有些是她和前任情人恺撒所生。

消息送出去后得到了回复。屋大维的一位使节告诉特里奥佩特拉，只要安东尼还活着，所有的交易都免谈，安东尼生死的决定权就在她自己手里。然而安东尼怀疑他们要什么伎俩，将使节毫无理由地鞭打了一顿，给屋大维送了回去。克里奥佩特拉也许感觉到安东尼注定要失败，便开始考虑自杀。自杀这条路在他们撤离亚克兴之后第一次浮上了王后的心头，当时的安东尼几近绝望。

克里奥佩特拉本人对有毒物质及其作用原理相当感兴趣。她曾在死刑犯身上用各种有毒动植物做了实验，并详细记录了毒发结果。根据罗马历史学家普鲁塔克（Plutarch）的记载："克里奥佩特拉发现仅被眼镜蛇咬一口就会使人昏昏欲睡，除了脸上细微出汗外，被害者不会痉挛或者呻吟，并且感知器官容易放松下来，身体逐渐麻木……就像那些熟睡的人一样。"

公元前30年，安东尼在亚历山大城外与屋大维进行了最后一战。当安东尼的残余部队投降后，他也迎来自己命运的末路。克里奥佩特拉一听到这个消息就将自己锁在了陵墓里，并派人告诉安东尼她已经自杀。得知

这一消息后，安东尼便用自己的剑剖腹自杀，这种传统的自杀方式是战败的罗马将军的惯用法。

然而，克里奥佩特拉此时并没有死，相反她还在想方设法为自己和埃及的生存争取时间，但对她来说这不过是垂死挣扎。因为屋大维的部队已经进入了宫殿，并劫持王室的孩子作为人质。当两位领导人面对面时，她直截了当地告诉屋大维，她不想在胜利游行中被示众，但是屋大维没有给她任何保证。此后不久，有传言称屋大维正在计划将克里奥佩特拉和她的孩子们用铁链锁成一列带回罗马。她最恐惧的事得到了证实，于是绝望的法老开始准备自杀。

毫无疑问的是克里奥佩特拉早已去世，但是她死亡的确切方式却成了一个未解之谜，在两千年后的今天依然是一个充满争议的话题。最流行的说法来自莎士比亚的戏剧《安东尼和克里奥佩特拉》——克里奥佩特拉的胸口被两条毒蛇咬伤，之后便很快毒发身亡。罗马作家苏埃托尼乌斯说，克里奥佩特拉的女仆也被蛇咬伤，她们趁毒药还未发作前，帮克里奥佩特拉整理好了王冠和长袍。

据普鲁塔克记载，当屋大维冲进陵墓中时，克里奥佩特拉的女仆已经完成了最后的职责，他愤怒地问："你们整理妥善了吗？"一位几乎无法抬起头的女仆的回答："很完美，合乎王后的礼仪。"然后，她就随女主人去世了。屋大维很快以奥古斯都的名号宣布自己为罗马帝国的元首（第一公民），他没有将克里奥佩特拉绑在胜利游行队伍中示众。这种耻辱仪式经常发生在许多被罗马击败的其他国家领导人身上。

克里奥佩特拉死亡之谜

克里奥佩特拉真的用毒蛇杀死了自己吗？这个问题今天仍然争论纷纷。普鲁塔克、狄奥、苏埃托尼乌斯和普林尼，以及距我们的时代更近一点的莎士比亚，都曾书写过她的自杀。时至今日，人们认为"asp"这个词实际上指的是眼镜蛇。眼镜蛇是与古埃及女神伊西斯相关的古老符号，曾被用来装饰在法老的头饰上。有许多说法都认为蛇是被放在装着无花果的篮子中带给克里奥佩特拉的。有的说无花果本身就被染上了蛇毒，有的则说克里奥佩特拉的手臂上被发现有两个刺痕，毒液是通过有毒的梳子或胸针传递的。还有说法认为克里奥佩特拉在她的皮肤上涂了毒药膏，她咬破自己的手臂，把毒药涂到了伤口上。然而最近的一项研究否认了眼镜蛇毒致死说，原因在于眼镜蛇的咬伤并不总是致命的，并不是每一次都箭无虚发。但是当它要命的话，死亡就会来临，痛苦而漫长。蛇毒会让受害者处于瘫痪状态，面部扭曲，并且瞳孔扩散。因此，研究认为蛇毒并不会使王后的死亡呈现出平和的状态。这也与普鲁塔克的说法相反：即克里奥佩特拉被眼镜蛇咬死是一种无痛的死亡，类似于深度睡眠。克里奥佩特拉对毒药的兴趣肯定会让她使用一种能让人安然死去的药物。当今流行的理论是克里奥佩特拉口服了一种含有鸦片、乌头和毒参的混合物，让她得以悄然离世。也有人认为是屋大维直接谋杀了克里奥佩特拉，然后编造了王后用蛇自杀的故事。这么多年过去了，克里奥佩特拉的死仍然是一个尚未解决的谜题。

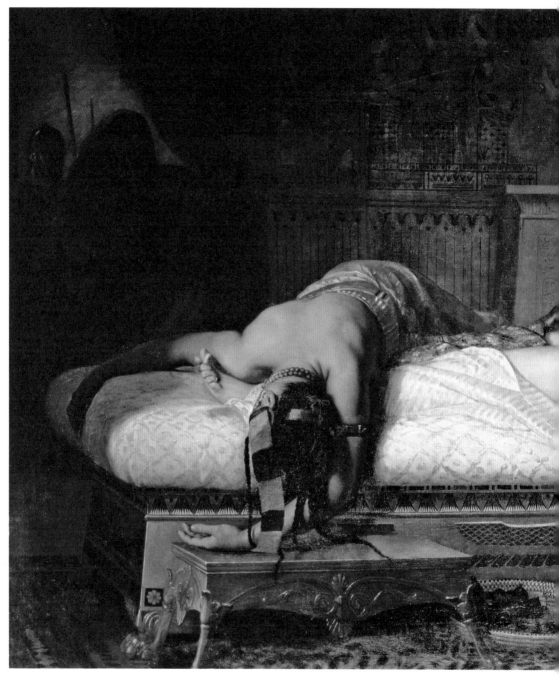

《克里奥佩特拉之死》（*The Death of Cleopatra*），1874年，让·安德烈·里克森斯（*Jean André Rixens*）绘。这幅画描绘了克里奥佩特拉以平和而美丽的姿态死去的场景。

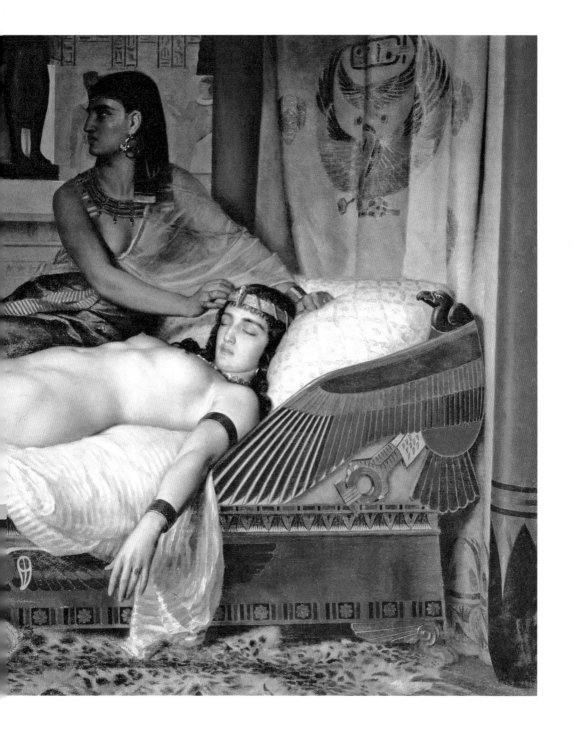

米特拉达梯手忙脚乱的自杀

本都王国的国王米特拉达梯有充分的理由担心自己会中毒。他的父亲在宴会上被人毒死，他的母亲密谋要暗杀他，而且他还是罗马人的敌人，要知道罗马在古代世界里可有的是下毒的好手。

为了抵御被人杀害的威胁，十几岁的米特拉达梯便离开了王宫，成为偏远荒野中顽强的生存主义者。

公元前115年，米特拉达梯从荒野返回安纳托利亚北部的本都国首府，开始清洗王室。他处决了自己的母亲，逮捕了自己的兄弟，并且自封为国王。他许下诺言要给予人民自由，还要将国土边界扩大到以前十倍，让民众信服他。野外的流放生活让米特拉达梯长成一个精力充沛、身强体壮的人。据罗马历史学家老普林尼所说，他还是个"才智出众……特别勤奋的医学生，从自己所学的各科目中汲取了丰富的知识。"

米特拉达梯追求知识的背后其实是出于自我保护的目的：他召集了医生、科学家和斯基泰的萨满巫师，让他们来帮助自己针对任何已知的毒药建立一种普遍疗法。他还与他的植物学家克里特亚斯（Krateuas）一起种植了属于他自己的有毒植物，并与古埃及法老托勒密的私人医生佐皮鲁斯（Zopyrus）交流了有关解毒剂的知识。

米特拉达梯会在死刑犯身上试毒，并进行解毒试验。他曾亲手为自己设计了一款名为万应解毒剂（Mithridatium）的药水；传闻是一种由多种毒品、药品和毒药混合起来，然后用蜂蜜调和而成的药丸。据普林尼所说，米特拉达梯首先考虑到了事前补救措施，然后想出了每天饮用毒药的计划，通过将其变成习惯而达到身体对毒药"免疫"的效果。

在米特拉达梯为抵御暗杀进行秘密战斗的同时，他还针对自己的邻国发动了一场扩张之战。他击败了北面的斯基泰人（Scythians）和西面的萨尔马提亚人（Sarmatians），并与亚美尼亚（Armenia）通过联姻结成了同盟。但当他横穿亚美尼亚入侵罗马的盟友卡帕多细亚（Cappadocia）地区时，罗马再也不能忽视米特拉达梯建立自己帝国的雄心壮志。他曾豪言自己的功绩要和他的祖先——波斯的大流士一世、亚历山大大帝——相称，这是罗马人绝不愿看到的事。

在罗马人试图入侵本都国之后，米特拉达梯为了报复，在他征服并夷平了的安纳托利亚的罗马城市里，命令他的军队屠杀了80,000多个罗马公民。虽然罗马人追击了米特拉达梯，但即使是骁勇善战的将军苏拉（Sulla）也无法在战争中击败这位国王，只好被迫与之和谈。当苏拉的军团撤退时，米特拉达梯组建了一支足以吞并罗马共和国

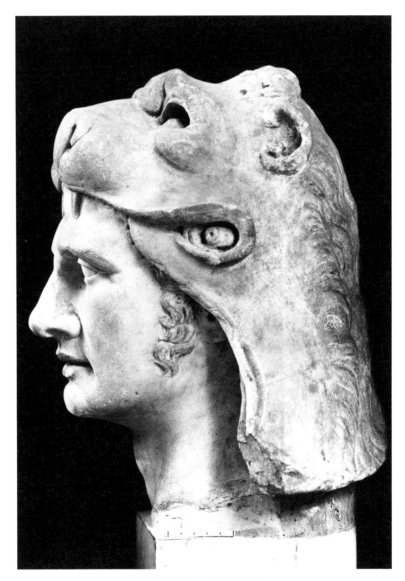

戴着狮头帽的米特拉达梯头像。

的军队。但这场战争也消耗了他的精力和他的国力。

随后又发生了第二次和第三次米特拉达梯战争。罗马共和国在早期打了几场胜仗，但米特拉达梯也以同样猛烈的火力回击了。在米特拉达梯与西里西亚海盗、古埃及的托勒密王朝，以及短暂地和反叛奴隶领袖斯巴达克斯结盟之前，他还曾劫掠了德尔斐的圣殿。一段时间以来，米特拉达梯看似能够将小亚细亚的东西方文化整合在一个希腊化帝国中，可以与罗马相抗衡，但是他万万没有料到家族会背叛自己，同时他还轻视了罗马将军庞培的狡猾程度。庞培击败了米特拉达梯的盟友，包括西里西亚（Cilician）海盗，并结识了所有会背叛米特拉达梯的邻居们，甚至包括他的儿子马查勒斯。

作为报复，米特拉达梯在他另一个儿子法纳斯和罗马勾结在一起之前便谋杀了马查勒斯，庞培就在这个时候开始向前挺进。当罗马军团士兵向他进军时，米特拉达梯与两个年幼的女儿被困在城堡里面，这也是他最后一次站在自己的城堡之中了。于是他决定自杀，这起码好过拖着铁链在罗马人的胜利游行队伍里备受羞辱。根据阿皮安（Appian）的《罗马史》（*Roman History*）所记载，米特拉达梯当时拿出了他随身放在剑带旁的一些毒药，将几种药混合了起来。但是他的女儿们坚持要先饮下毒药。

"毒药立即对她们生效了。但是对米特拉达梯来说却没有任何效果，即便他快速地走来走去想要加快药效的发作，可依然没什么用。因为他已经习惯于通过不断服毒来预

防中毒，从而产生了'免疫'。这些本该让他送命的毒药其实是他日常服用的万应解毒剂。"

看来米特拉达梯服用毒药的顺势疗法似乎使他对用来终止生命的毒药"免疫"了。但是这并没有阻止他自杀，他命令一位高卢卫士用剑刺穿了他，然后他倒在地上死了。同年，即公元前63年，庞培将本都国吞并进罗马共和国，并杀死了米特拉达梯还存活的子女、妻子、情妇以及姐妹。本都国的皇室血脉便至此告终。

万应解毒剂

据说万应解毒剂的配方（也称为"米特拉达梯解毒剂"）在米特拉达梯的私人储藏室中被发现，并被交给了庞培将军。据老普林尼记载，万应解毒剂中含有54种成分。人们对其成分的说法多种多样，认为其中包括干核桃、无花果和芸香叶，以及鸦片、

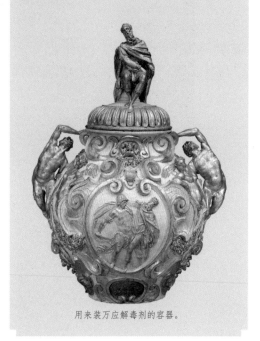

用来装万应解毒剂的容器。

22

没药和海狸香（一种在海狸睾丸中发现的物质）。老普林尼还提到，米特拉达梯会喝用有毒植物喂食过的鸭子的血。后来尼禄的医生安德罗马库斯（Andromachus）和马库斯·奥雷柳斯（Marcus Aurelius）的医生加伦（Galen）都制作了万应解毒剂的升级版，以防他们的皇帝被毒死，毕竟在罗马，贵族被毒杀是很常见的事。新版的解毒剂中包含57种成分，其中包含了毒蛇的肉，据说尼禄每天都在服用。该解毒剂的配方在伊斯兰国家的学者中间以及西方的新兴国家中变得越来越流行，甚至有说法称正是这种解毒剂保护了人们免受中世纪欧洲瘟疫的侵害。到了文艺复兴时期，解毒剂行业更是开始蓬勃发展。"威尼斯糖浆"（Venetian treacle）就是一种在民间相当流行的解毒剂。其高配版本的药剂会被装在华丽的玻璃广口瓶中出售，低配版就用廉价的容器包装，一般由贫穷的药剂师出售。如果解毒剂不起作用，人们认为就该怪到药剂师头上，是他们使用了不合格的成分。随着解毒剂市场的发展，市政官员开始监督解毒剂的制备，这种监督制度最终发展成为现代医学的法规。黑市版本的解毒剂与官方的产品也一同发展起来，因为那个时代已经有了印刷机，各方都可以轻易地获得解毒剂的标准化配方。到了1618年，尽管人们越来越怀疑含多种成分药物的益处，万应解毒剂的正式配方还是发表在了《伦敦药典》（London Pharmacopoeia）上。到了19世纪，万应解毒剂就完全失宠了。

罗马军团攻入城堡时，米特拉达梯吐尽了最后一口气。国王的卫士听从他的命令，一剑刺死了他。

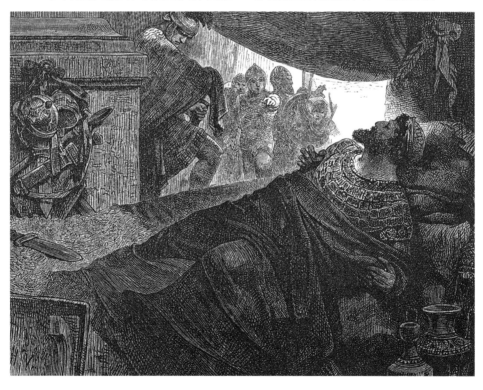

颠茄

颠茄属茄科植物，其别名"夺命山茄"为一般人所熟知。它也被称为"沉睡草""死亡樱桃""魔鬼药草"。

简 介

颠茄是一种枝高叶茂的植物，所产浆果小而黑亮，常被误认为是可食用的果物。该植物中含有多种有毒生物碱，主要包括莨菪碱、东莨菪碱和阿托品，其毒性很强，即便轻微接触颠茄叶也会导致人体皮肤出现皮疹。颠茄的叶子、根茎和浆果部分都可用于制备颠茄毒药，早期的狩猎采集者会将它涂在长矛和箭矢的尖端。中世纪时期的女巫们则将颠茄等植物的混合物涂抹在生殖器上，借此产生飞翔的幻觉。到了文艺复兴时期，人们认为颠茄就是莎士比亚的戏剧《罗密欧与朱丽叶》中朱丽叶服下的假死药，这种说法一度盛传。在地中海沿岸，追求时髦的女性为了让自己有一双如同"小鹿般的眼睛"，会使用颠茄所制的煎剂进行扩瞳。这便是颠茄这种剧毒植物种加词"belladonna"的来源，它来源于意大利语，在意大利语中意为"美丽的女人"（"bella"美丽的，"donna"女郎）。

毒理作用

颠茄中的几种主要有毒性生物碱都属于乙酰胆碱受体抑制剂，它们可阻断乙酰胆碱对人体的作用。乙酰胆碱是一种神经递质，它能在中枢神经系统和细胞之间传导信号，而它们则可以对管控心脏和消化系统的神经系统产生特定作用。因此小剂量的药用颠茄可用于治疗胃痉挛，使心搏加快，但是一旦剂量过大则会快速致死。虽然颠茄一粒小小的浆果也可能致命，但是也有人吞食整整一克浆果后存活了下来。

中毒症状

颠茄中毒的症状会在几分钟内出现并持续超过10个小时，情况严重者甚至会持续数天。中毒初期会有口舌干燥、瞳孔扩张、恶心呕吐等症状。如果没有及时救治，患者会出现明显的幻觉、谵妄、步态蹒跚和极度困倦等症状。在致命的情况下，中毒者会变得面色潮红、呼吸不畅、四肢冰冷。而等到昏迷和脉搏加快或间歇性脉搏出现时，真正的死亡也就不远了。

治疗办法

颠茄中毒的解毒剂之一是毒扁豆碱药物，它可以通过增加体内神经系统中乙酰胆碱的浓度起到解毒作用。

知名毒害事件

•公元55年，尼禄用从下毒高手洛库斯塔那里得来的颠茄毒药毒杀了自己同父异母的弟弟不列塔尼库斯。

·瑞士一位名叫玛丽·让纳雷的护士沉迷颠茄，于1868年谋杀了她的七名患者。在此之前她甚至在自己身上做药物试验。

·11世纪，苏格兰国王邓肯一世，派人在维京人斯韦恩·克努特松统领的军队饮食里掺了颠茄药水，以此灭了整个军队。

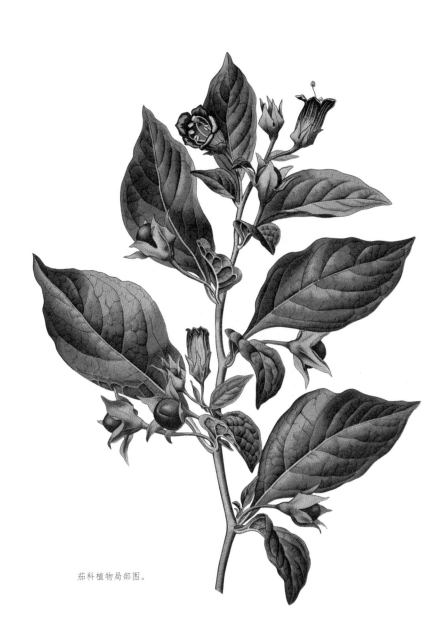

茄科植物局部图。

25

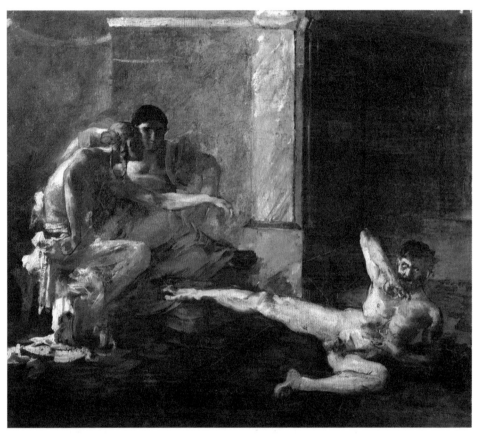

洛库斯塔在奴隶身上做毒药实验。

投毒家族

古罗马臭名昭著的投毒者之一就是阿格丽品娜，她是克劳狄乌斯皇帝的妻子，尼禄皇帝的母亲。阿格丽品娜是个蛇蝎美人，她为了嫁给克劳狄乌斯，铲除了无数阻碍者。据说她还毒杀了自己的前夫。

阿格丽品娜当上罗马帝国的皇后之后，她就开始为尼禄的帝王之路而处心积虑地谋划，她的手段之一就是下毒。

阿格丽品娜对克劳狄乌斯几乎没有爱情，但这位皇帝却为了娶她不惜扫除一切阻碍。为此，他不仅处决了前妻麦瑟琳娜，还修改了法律，将近亲结婚合法化，因为阿格丽品娜是克劳狄乌斯的外甥女。结婚后，阿格丽品娜将任何会威胁到她地位的人都撤了职，尤其是那些忠于麦瑟琳娜的追随者。然而对于阿格丽品娜而言不走运的是，麦瑟琳娜为克劳狄乌斯生了一个儿子，就是不列塔尼库斯，他是王位的继承人。

经过一番讨价还价后，阿格丽品娜说服了克劳狄乌斯将尼禄作为继承人来收养。但是克劳狄乌斯后来背弃了这一约定，甚至开始为自己同阿格丽品娜结婚而懊悔。当他着手为不列塔尼库斯即位做准备时，阿格丽品娜传召了一位她很信任的毒药大师：一名叫洛库斯塔的高卢女人。当时，洛库斯塔被关在监狱里，为了换取自由，她便答应帮助王后暗杀克劳狄乌斯。

计划很简单：阿格丽品娜事先把克劳狄乌斯灌醉，这样一来，他就失去了戒备，然后再喂克劳狄乌斯他最喜欢吃的蘑菇。另一边，洛库斯塔会确保克劳狄乌斯的助手和给食物试毒的仆人缺席。在她的计划中，克劳狄乌斯这次一定会喝个酩酊大醉，所以他会忽视试毒这一环节。

计划像发条一样严丝合缝地进行着。克劳狄乌斯狼吞虎咽地吃下蘑菇后，便开始痛苦地按着肚子。很快，他开始痉挛不止、满身冷汗。没过多久，他就倒在地板上一边痛苦地扭动着，一边大口喘气。这些都是毒蝇伞中毒的常见症状，由此看来克劳狄乌斯的蘑菇中很有可能被掺入了毒蕈。一名医生很快被传唤进宫，他将一根羽毛黏在克劳狄乌斯的喉咙上来催吐。

原本吐出来就能保性命无虞，但不幸的是，洛库斯塔领先了一步，黏在皇帝嗓子眼的羽毛已经提前被毒液浸透了。实际上，在蘑菇里掺入毒蕈只是使克劳狄乌斯生病的一种诡计，那根黏在嗓子眼中的羽毛才是致命的关键。计划执行得滴水不漏，克劳狄乌斯毫无悬念地死在阴谋诡计之下。在这之后，尼禄被正式任命为皇帝，没有人敢对他的继位有所质疑。

如果洛库斯塔指望着因成功杀死克劳狄乌斯而受到称赞和奖励的话，那她就大错特错了。相反，阿格丽品娜让洛库斯塔当了这场谋杀案的替罪羊，并判处其死刑。不过新皇帝并未忽视洛库斯塔的能力，他还需要她，因为他的继兄不列塔尼库斯依然活着。更糟糕的是，阿格丽品娜强烈反对尼禄与平民女子克劳迪娅·阿克特（Claudia Acte）的婚外情，以至于她抛弃了初衷，甚至开始支持不列塔尼库斯争夺皇位。于是尼禄决定除掉不列塔尼库斯，最简单的办法当然就是找洛库斯塔来下毒，借这位高卢女人的手铲除对他统治不利的任何威胁。

洛库斯塔刚从监狱获释不久，就为新国王献出了一个计策：在尼禄和阿格丽品娜都会出席的晚宴上对不列塔尼库斯下毒。在宴会上，不列塔尼库斯像往常一样端了杯掺了冷水的葡萄酒，他的试毒仆从尝了葡萄酒，但并没有加冰。而这杯冰葡萄酒正是洛库斯塔藏毒的关窍所在。

当时的历史学家塔西陀记载道："不列塔尼库斯紧紧抓着他的喉咙在地板上扭动，一些客人迅速起身离开了宴会，而其他人则呆呆地看着尼禄。面对眼前的景象，尼禄冷静地对众人说这是正常事件，不列塔尼库斯只是癫痫发作而已，并宣布宴会继续进行。"

塔西陀也记载了尼禄母亲旁观这一幕的反应，他写道："尽管阿格丽品娜控制着自己的面部表情，但她脸上一瞬间闪过的惊惧神情是骗不了人的，显然她和君主的姐姐奥克塔维娅一样被蒙在鼓里。实际上，她已可以预见到接下来尼禄会怎样对付她。"

按照尼禄的要求，晚宴继续进行着，但是被带回自己房间的不列塔尼库斯几小时后毒发身亡了。尼禄所传达出的信息已经十分明了，伴君如伴虎，在皇帝身边没有人是真正安全的。不出所料，经过这一投毒成功的先例，尼禄杀心已燃，将谋杀目标放在其他家族成员身上，这其中也包括了他的母亲。

一开始，尼禄只是剥夺了阿格丽品娜的所有荣誉权力，并将她流放出了王宫。之后他要求洛库斯塔在晚宴上设计毒死阿格丽品娜，该计划失败了三次，因为阿格丽品娜每次来参加晚宴前都事先服用了各种解毒剂。有一次晚餐之后，尼禄为阿格丽品娜借了一条被蓄意破坏了的船，想要淹死她。果不其然，在她回家的途中，这艘破船在穿越那不勒斯湾时沉没了。然而，尼禄也没料到阿格丽品娜居然游到岸上捡回一命。

尼禄最后亲手刺死了他的母亲。据说尼禄杀死她之后，还站在她的尸体旁冷血评价着发生的一切。据塔西陀的记载，占星家曾警告过阿格丽品娜，说她的儿子将成为皇帝，并且称帝后会杀死她，而她回答说："只要他能成为皇帝，那就让他杀了我吧。"

洛库斯塔

根据作家苏埃托尼乌斯、塔西陀和卡西乌斯·狄奥所记载，洛库斯塔在移居罗马之前已在自己的祖国高卢学习了下毒的门道。据说她喜欢研究颠茄类植物，不过差不多可以肯定地说她也具备其他植物的毒理知识。她的专业知识颇丰，尼禄在她的助力下毒杀不列塔尼库斯之后，还帮她建立了一所毒药学校。在尼禄的继任者加尔巴于公元69年处决她之前，她还获得了尼禄的嘉奖，得到了土地和金钱。不过，洛库斯塔并不是那时代唯一的女性投毒者，除她之外，卡尼迪娅（Canidia）和马丁娜（Martina）也是两位下毒好手。

　　根据作家贺拉斯的说法，卡尼迪娅擅于施用掺有毒参的蜂蜜，而且她强壮到可以用牙齿撕裂一只小羊。而马丁娜据称是毒害了日耳曼尼库斯（提比略的养子和侄子）的人。如果不是她暗杀了日耳曼尼库斯的话，他将来极有可能成为皇帝，但是他已经死了，王位便传给了他的儿子卡利古拉。为了不被抓获，马丁娜用藏在头发里的小瓶毒药自杀了。这段故事中，没有人考证出到底是谁下令杀死了日耳曼尼库斯。

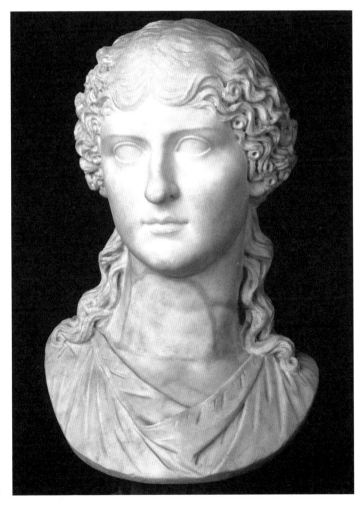

阿格丽品娜头像。

乌头

乌头中含有有毒的生物碱，名为乌头碱。在100多种乌头属的植物中都发现了活性成分。这些植物中最常见的是舟形乌头，它有着紫色的兜帽状花朵和粗大的块茎根，常被人们俗称为"僧侣兜帽""狼毒乌头""熊脚"。

简 介

乌头被称为"毒中之后"，这种植物的每个部分都含有剧毒。在神话传说中，乌头来自阿科尼图斯山（Aconitus），那是大力神赫拉克勒斯与看守冥界大门的三头犬刻耳柏洛斯作战的地方。传说三头犬的唾液落在了这种植物上，便使其有了剧毒。中世纪时期的女巫会使用乌头、颠茄和天仙子研制药膏来诱发飞行的感觉。这种植物在当时引发了人们的恐惧，因为大家认为女巫可能会用它来召唤魔鬼。莎士比亚在他的两部戏剧中都提到了乌头。在《罗密欧与朱丽叶》中，罗密欧用含有乌头的毒药自杀，而在《麦克白》里，剧中女巫所用的"狼牙"则是乌头的别名，其实就是狼毒乌头。中世纪时期，人们还把箭浸在乌头毒液中用来射杀狼群，因此乌头也成了"祸狼之根"。在中药和印度药的传统中，乌头的块茎状根经过精心炮制后可用来治疗风湿病、神经痛、腰痛和心脏问题。然而，一茶匙大小未妥善处理的乌头根就能毒死一个成年人。

毒理作用

乌头碱会破坏钠离子在心脏细胞的泵送活动，从而使心脏跳动异常。乌头碱通过绑架钠离子的内流，将它们永久地保持在"开启"的位置。如果得不到及时治疗，心脏就会收缩并产生异常跳动，紧接着就会发生心脏停搏，这是最严重的心脏骤停形式，而且通常是不可逆的。依赖钠通道的神经和肌肉细胞通常也会受到影响，从而导致肌肉痉挛和癫痫发作。摄入过量乌头会导致死亡，时间为几分钟或几天不等。仅几毫克的乌头（相当于一粒芝麻种子的重量）就足以杀死一个成年人。

中毒症状

乌头中毒后，其症状会迅速显现出来，先是嘴唇和喉咙有灼热或刺痛的感觉，随后会出现流涎过多、恶心呕吐、语言障碍、喉咙麻木、呼吸困难和视觉障碍等症状。紧接着中毒者就会感到头晕、肌肉无力、产生幻觉，并出现感觉障碍。死亡之前还会发生严重的心脏骤停。

治疗办法

乌头中毒没有特定的解毒剂，因此所谓的治疗主要是辅助性的。可以给患者施用阿托品来应对心率过低的症状，并使用活性炭净化肠道。除阿托品外，其他各种稳定心率的药物也可根据情况进行使用，在极端情况下有时会做心脏搭桥手术进行救治。

知名毒害事件

•2009年，一名英国女性为了防止情人和比她年轻的情敌结婚，便在他的咖喱中下了乌头毒药。39岁的拉赫温德·奇马（Lakhvinder Cheema）在吃了咖喱后几小时内死亡了，45岁的拉赫维尔·辛格（Lakhivr Singh）就是煮了这道毒咖喱料理的元凶。这是自1882年以来英国首次出现的乌头中毒事件。

•1882年，乔治·拉姆森（George Lamson）博士为了得到18岁的妹夫珀西·约翰的财产而给他下了毒，他自己因此被送上了绞刑架。拉姆森带了一个杏仁水果蛋糕到学校送给了珀西，里面掺了混有乌头毒药的葡萄干。

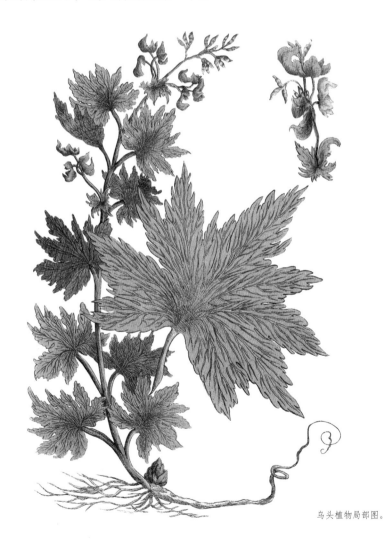

乌头植物局部图。

铅

铅是一种质地柔软的灰白色金属，天然存在于地壳之中，但也能通过采矿、燃烧化石燃料和工业制造等人类活动产出。它是一种十分有用的金属，因为它在室温下就足够柔软，其宜于弯曲的特性便于被加工成不同的形状。

简 介

铅自古以来就应用甚广。罗马人对其相当青睐，这不仅仅因为铅能用在城市管道中，还在于它能被用来制成器皿。罗马人的杯盘碗碟大多都由铅制成，此外铅也用在他们的化妆品、墙壁涂料、染发剂、药物和补牙填料中，他们甚至用铅制成"铅糖"（sugar of lead）来让葡萄酒变甜。对铅的大量使用令整个罗马帝国普遍存在铅中毒的问题，尤其在贵族阶层中更为显著。人们都知道这些罗马贵族经常受到低生育率和慢性疾病的困扰，却不清楚这其实就是铅中毒所导致的结果。在现代，铅中毒一直是一种威胁，特别是对于那些会把片状铅基涂料放在嘴里的好奇儿童而言（这种涂料的使用一直持续到20世纪70年代后期）。铅中毒对儿童的伤害比成人更甚，因为它会妨碍人体生成促进骨骼和大脑发育的一些物质，并且会对神经系统产生严重损害。

毒理作用

通常情况下铅中毒是一个长期的问题，因为随着时间的流逝，铅会在体内堆积，而且其症状令人难以察觉。慢性铅中毒有多种来源，例如长期接触含铅油漆、盛载铅的容器、含铅旧电池、盖屋顶用的含铅材料；或仅来自受铅污染的空气、土壤或食物中。随着时间的推移，铅毒会对脑部产生不可逆转的伤害。摄入高剂量的铅会严重损害肾脏和神经系统，引发癫痫和神志不清，最终导致死亡。

中毒症状

慢性铅中毒的早期症状表现为烦躁易怒、食欲不振、便秘、抑郁、腹痛、疲劳、性欲下降、失眠、记忆力减退、四肢无力和手足刺痛，随后牙龈上会出现带蓝色的线条。急性症状包括呕吐、腹泻、口中有金属味、休克和排尿减少，并伴有肌肉无力、疼痛感及刺痛感、抽搐，终至昏迷死亡。

治疗办法

简单的验血就可以知晓受害者体内的铅含量，然后施用螯合剂，将体内的铅排泄出去。在严重的急性中毒情况下，可使用洗胃的方式进行救治。

知名毒害事件

• 贝多芬的骨头和头发中都曾发现铅，这可能是导致他56岁就英年早逝的罪魁祸首。贝多芬的一生几乎都在生病，他不仅非常易怒，而且饱受抑郁症的困扰，所有这些症状在如今看来都符合铅中毒的症状。他在世的时候曾咨询过许多医生，但没有什么医疗办法能够帮助他。他坚持死后要让医生给自己的尸体进行毒检，这样其他人就不会遭受像他那样的痛苦。

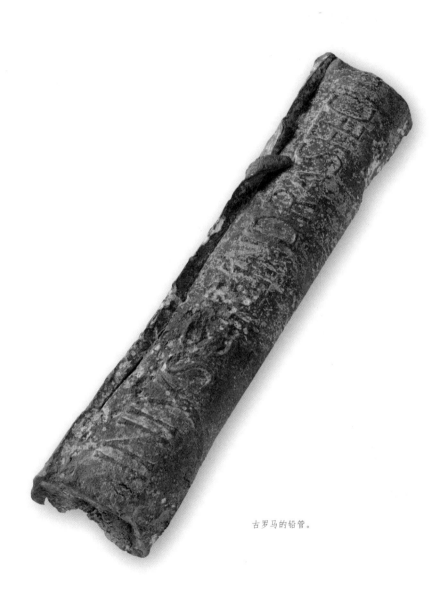

古罗马的铅管。

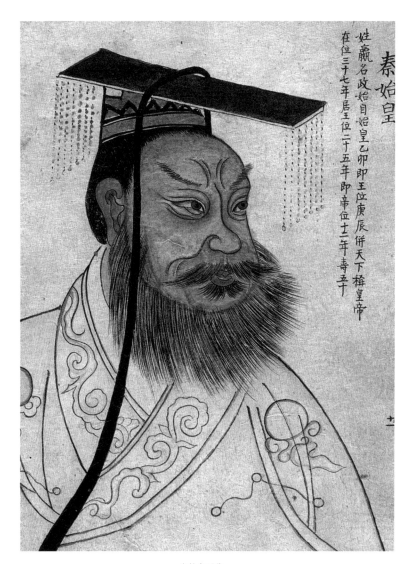

秦始皇画像。

秦始皇寻找长生药

公元前221年，秦始皇成为中国第一位皇帝，他立下豪言称自己的霸业将千秋万代，盛世不衰。此后他命人四处求取可以让他长生不老的仙药，以有足够长的时间实现他的宏伟愿望。

传说秦始皇曾让数百位仙家方士炼制"长生不老药"。据考证，其中很多丹药都含有汞和砷等危险物质。有传言称秦始皇本人每天都在服用方士给他炼制的丹药，直到公元前210年突然驾崩。《史记·秦始皇本纪》中也有关于秦始皇陵的记载："以水银为百川江河大海，机相灌输。上具天文，下具地理。"2003年中国考古专家也测出地宫里有大面积的汞。

秦始皇死后，寻求长生不老药的热潮在中国并未消退，持续了许多年。

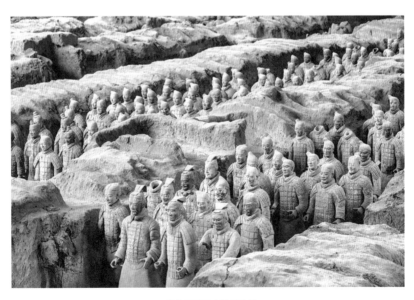

秦始皇陵出土的兵马俑。

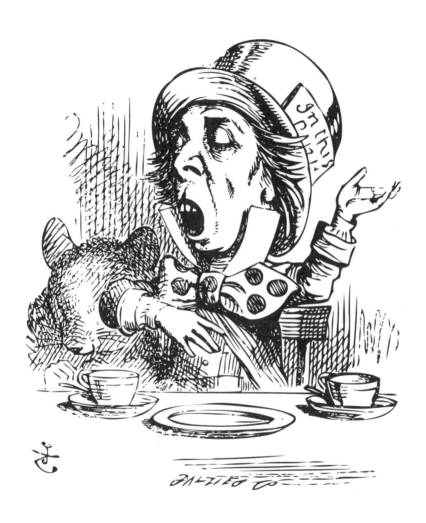

《爱丽丝梦游仙境》中"疯帽子"一角，可能是基于汞中毒受害者形象创造出来的。

汞

汞是一种金属元素，其化学元素符号为Hg。它在常温下呈银白色液态。

简　介

汞是一种剧毒物质，而且人们在生活中几乎无法避免与它接触。我们的空气、水和土壤中都含有汞，一些补牙材料中就含有汞合金。在一段时期里，汞也曾是一些药物的成分之一。而在那些含汞药物中，汞含量较大的药物很多都是用于治疗便秘或梅毒等尴尬病症。古代统治者曾将液态汞作为灵丹妙药服用，人们在印度、中国和埃及都发现了古代人服用汞的证据。我们把时间再拉近一点，19世纪的女帽制造商会用汞做帽子的材料，因此很多人受到汞中毒的侵害。刘易斯·卡罗尔的《爱丽丝梦游仙境》中"疯帽子"的形象很有可能是基于这些受害者形象创作出来的。

毒理作用

汞的毒性取决于其形态。微量的液态汞可以被人体合理耐受，因为它随后会被排出体外，而不是被肠道吸收。如果摄入了过量的液态汞，毒性会在很长时间之后才发作。相比之下，汞蒸气是一种速效毒药，它可通过肺部攻击人体。急性汞中毒会迅速损害人的呼吸系统、消化系统、中枢神经系统和内部器官，导致脑、肾和肺的衰竭，从而引发肺炎和精神错乱，最终导致死亡。

中毒症状

急性汞中毒最初症状仅为口中有金属味，几小时后会开始头痛、头晕、恶心、呕吐、腹痛、腹泻等。慢性汞中毒初期表现为头昏、头痛、健忘、失眠、多梦等类神经症，病情进一步加重会出现易兴奋症、震颤和口腔炎三大典型表现。

治疗办法

可以通过注射二巯丙醇作为急性汞中毒的解毒剂进行治疗。和螯合疗法一样，二巯丙醇能够与重金属结合而起作用，它有助于将汞从器官转移到血液中，从而让其通过尿液排出体外。

知名毒害事件

•1810年，英国皇家海军"胜利号"和英国皇家海军"菲普斯号"从失事的西班牙船只上打捞出大量汞后，几名打捞船员就中了毒。他们的症状包括牙齿脱落、皮肤溃烂、流涎过多和身体麻痹。

美国化学教授卡伦·韦特豪恩常年从事金属研究，1997年因汞中毒而去世。调查结果发现，韦特豪恩在研究汞时所戴的手套不足以防止其渗透皮肤。

•2008年，美国人托尼·温尼特（Tony Winnett）试图从计算机主板上提取金，结果因汞蒸气中毒死亡。

第二章
中世纪和文艺复兴时期的毒药

中世纪时期，下毒已然成为一种流行的杀人方式。那个时期的欧洲僧侣会写一些有关有毒动植物的文章，不过他们经常剽窃古希腊和古罗马著作里的内容。

然而这些文章对于当时广大的文盲群体并没多大用处，因为他们一般会从村里的治疗师或女巫那里寻求治疗方法，或者通过祈祷、使用护身符和辟邪物来抵御非自然疾病。就在同一时期的东方，阿拉伯炼金术士研制出了历史上最伟大的毒药之一——砷。这些炼金术士通过提取、蒸馏、结晶等一系列操作，不仅使这种粉末状毒药变得无色无味，而且还为化学学科的诞生助了一臂之力。

由于粉末状的砷难以被检测到，因此它便成了投毒者的最爱。相较欧洲其他国家，毒药在当时的意大利甚为流行，不论是医生、炼金术士还是药剂师，大多会从动物、植物和矿物这"自然界三大王国"里为贵族家庭制备毒药。

砷是臭名昭著的毒药坎塔雷拉（La Cantarella）的基础成分，该毒药为教皇亚历山大六世的家族——即波吉亚家族——所用。意大利文艺复兴时期的文献中提到，蛇毒、斑蝥素、乌头、颠茄和士的宁等毒药是威尼斯十人委员会雇用的自由刺客所经常使用的毒药类型。"十人委员会"是该市的管理机构之一，他们的秘密活动包括谋杀那些被当权者认为会对国家构成威胁的人。1450年，该委员会的成员将毒球放在壁炉中，以这种方式实施了对米兰公爵弗朗切斯科·斯福尔扎的谋杀。据说这些毒球散发出的毒气，可以毒杀掉坐在壁炉旁边的人，不过他们针对公爵的阴谋并没有成功。

下毒的风气在意大利盛行，之后这股歪风也吹到了欧洲其他地方。说到这儿，就不得不提及意大利贵族凯瑟琳·德·美第奇，人们认为就是她把下毒的风潮引到了法国。除此之外，随她一起进入法国宫门的还有高跟鞋和奢华的宫廷庆典。凯瑟琳·德·美第奇曾在穷人和病人身上做毒药实验，以此来观察药物的作用情况。文艺复兴时期无处不在的中毒事件引起了医生们的极大兴趣，尤其是一位名叫帕拉塞尔苏斯的瑞士医生。帕拉塞尔苏斯极为反对古代医生们的理论，他要求当今的医师必须具备化学方面的工作知识，并且提出了很有名的论断——特定化学药品的剂量决定了其疗效和毒效之间的差异。他曾说过，"什么东西没毒？万物都是有毒的，没有无毒的东西。"

由于帕拉塞尔苏斯开创了化学医学的新

纪元，他也因此被称为毒理学之父。虽然在这之后出现了一些关于有毒物质及其作用的科学论文，但又过了很久，毒理学才真正有所发展与突破，成为科学领域的一分子，正式站在充满了巫师和黑魔法的封建迷信世界的对立面。

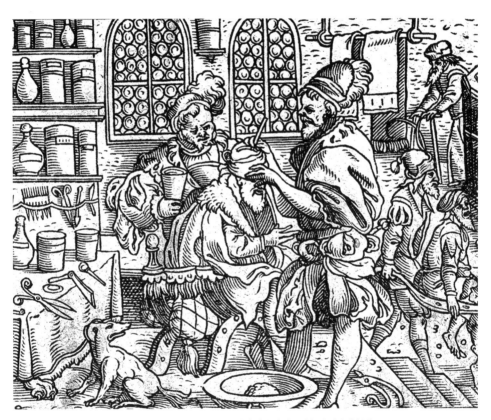

这幅16世纪的木版画展示了帕拉塞尔苏斯给病人头部动手术的场景。

女皇武则天

女皇武则天，公元690—705年在位，其一生都备受争议。武则天14岁时被唐太宗选入宫中为才人，太宗死后为尼，旋被高宗召为昭仪，渐干预朝政。她被看成是利用性和毒药获得权力的妖女和篡位者。

根据《旧唐书·卷六·本纪第六·则天皇后》所记载："武后夺嫡之谋也，振喉绝襁褓之儿，菹醢碎椒涂之骨，其不道也甚矣，亦奸人妒妇之恒态也。然犹泛延谠议，时礼正人。"

武则天于公元624年出生在一个富裕的家庭，年轻时成为太宗皇帝后宫中的才人。武则天曾为皇帝侍寝，据说她让皇帝沉迷于性欲中。太宗死后，武则天便嫁给了承袭太宗皇位的儿子高宗。

根据当时的历史记载，武则天杀死了她与高宗所生的女儿，并以此构陷嫁祸了王皇后。高宗相信了武则天的说辞，并在她的说服下将王皇后和他的另一位妃子囚禁了起来。武则天登上后位之后就下令剁去她二人的四肢，将她们的身体装在酒瓮中，并狠狠地说："令此二妪骨醉。"

紧接着，武则天处置了一些曾经阻碍她登上后位的人，要么处死，要么降职、流放或迫使其自杀。武则天将反对者逐出皇宫的同时，高宗皇帝在显庆年后也出现头痛的症状，还生了一种神秘的怪病，最终于公元683年驾崩。高宗死时孤身一人（这对中国皇帝来说是很不寻常的），只有武则天伴在其侧。

传闻武则天毒死了她的亲儿子——太子李宏，而且将其他妨碍她坐上龙位的潜在皇位继承人流放。尽管她的那些儿子们有的在明面上做了一段时间的皇帝，但武则天才是真正的掌权者，这种状况一直持续到她于690年登基，一统大权。坐稳龙椅后的武则天在朝堂实行了铁拳统治。任用酷吏，屡兴大狱。宫中告密之风蔓延，任何胆敢诋毁她的人都受到了严厉惩治，她还鼓励朝臣之间互相监视、揭发。

现如今，已有许多人认为就因为武则天是女性，才让她的统治遭到了当时史学家的不公正论断，因为和她采取同样强硬措施的男性皇帝就不会受到如此侮辱。实际上，武则天是一位非常成功的女皇，她重人才培养与任用，开创殿试、自荐制度，识拔狄仁杰、姚崇、宋璟等，又劝农桑，薄赋敛，息干戈，增殖人口，执政期间社会经济快速发展，百姓富裕。但对于许多人而言她的功绩并不能改变什么，武则天永远只是个利用毒药和性夺权的妖女。

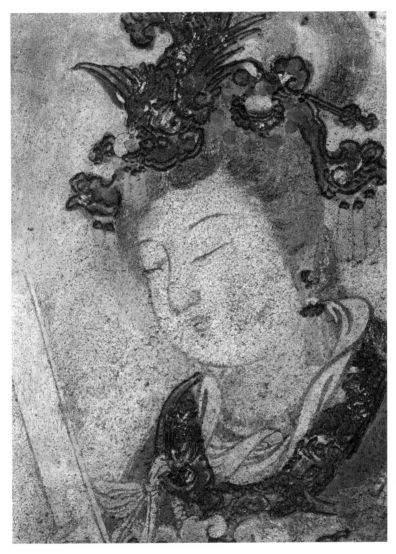

武则天画像。

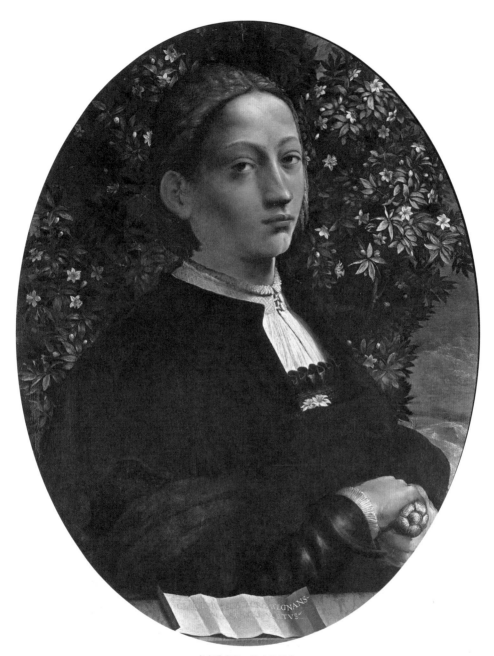

卢克雷齐娅·波吉亚画像。

臭名昭著的波吉亚家族

1503年8月的一个晚上，切萨雷和罗德里戈·波吉亚中了一种剧毒。切萨雷躺在床上，脸色发紫，样貌十分可怕。

罗德里戈（即广为人知的教皇亚历山大六世）没能抗住毒药的威力，他的遗体第二天就被摆在了罗马人民面前。据说，这是"有史以来最丑陋、最可怕的尸体。"

几乎没有哀悼者在葬仪上可以凝视教皇的尸体，其面部严重腐烂，已经变成了桑葚的颜色。现场的哀悼者回忆道："比以前所见或所闻的任何事物更加恐怖"。

文艺复兴时期的历史学家拉法埃洛·马费伊（Raffaello Maffei）形容了这一场景："这是一个令人反胃的景象。尸体变得畸形发黑，肿胀到令人难以置信的地步，还散发出恶心的气味。他的嘴唇和鼻子被棕色的胡须覆盖着，嘴巴大张着，舌头因毒药的原因肿得老高，耷拉在下巴上。因此，没有狂热的教徒或奉献者敢于按照习俗的要求亲吻他的脚或手。"

我们把恐怖的景象先撇到一边，罗德里戈之死让人甚感意外的是通常而言他才是下毒的人，而不是中毒者。在亚历山大统治期间，投毒不过是波吉亚家族所犯罪行的十分之一罢了，通奸、乱伦、强奸、买卖圣职、盗窃和贿赂都可载入这个贵族家庭的黑暗史册。波吉亚家族作为杀人犯的名声简直堪称"传奇"，他们杀人不仅仅为了自己的勃勃野心，有些时候甚至没有任何原因，只是单纯地出于恶意。

波吉亚家族发迹于西班牙，从15世纪的意大利政坛和神职中开辟出一条道路，与斯福尔扎和美第奇等其他豪门贵族相抗衡。阿方索是波吉亚家族中出的第一位教皇，于1455年登基。他当上教皇后毫不掩饰对罗德里戈的偏袒，他不仅利用裙带关系提拔罗德里戈，而且意欲让他做下一任接班人。罗德里戈本人在1492年坐上了教皇的位置，但是他的统治腐败透顶，而且毫无宗教意识，因此直接导致了新教改革的革命性变化。

罗德里戈被任命为教皇之后便让他十几岁的儿子切萨雷接替他的职务，并且让自己的众多亲信担任要职，看来他想建立一个能延续千秋万载的王朝。罗德里戈的女儿卢克雷齐娅的婚姻还进一步帮家族建立了联盟关系，她是个有着淡褐色眼睛的美丽女子，其容貌启发了许多肖像画画家。卢克雷齐娅也称得上是个蛇蝎美人，据说曾毒死了那些她爱而不得的人，而且她还和自己的家庭成员有乱伦关系，其中就包括她的兄弟切萨雷。

坎塔雷拉

这种叫作坎塔雷拉的毒药并没有遗存下来的配方，不过人们认为它是一种含有磷、乙酸铅和砷的有毒混合物，有一些说法称其中还混有斑蝥素。还有一种传言称坎塔雷拉有着诡异的制作方法，投毒者会将砷洒在被掏出的猪内脏上，先使内脏腐烂，然后将其拧干，把腐烂的混合物进行干燥处理，这样就制成了毒粉。

卢克雷齐娅曾多次参加切萨雷和罗德里戈在梵蒂冈宫殿举行的狂欢宴会，其中最著名的是栗子宴会，据说这场宴会中有50名妓女。

罗德里戈和切萨雷不寻求尘世乐趣的时候，就致力于巩固自己的统治地位，并为自己聚敛财富。作为教皇军的首领，切萨雷曾率领一支罗马教皇军团将意大利北部各州都控制在他的手中，并与西班牙的费迪南德和伊莎贝拉结成了同盟。那些无法被他收买或征服的人就会被其设计谋杀，而这种名为坎塔雷拉的毒药就是用来完成谋杀任务的主角。

据说波吉亚家族的每个成员对敌人施用坎塔雷拉时都有不同的方式。切萨雷有个狮头戒指，戒指的狮头装饰下面有两个尖锐的牙齿，能刺穿受害者的手下毒。罗德里戈也用刺破皮肤的方式来下毒，不过他另有高招。他会邀请目标受害人进入教皇的私室，然后询问他们是否可以帮他用钥匙打开柜子，因为柜子很难打开。但是钥匙是用别针制成的，一旦被拿起就会刺破他们的手指。

和刺破手指的方法不同，卢克雷齐娅有一个带铰链盖的戒指，可以很隐蔽地将坎塔雷拉倒入受害者的酒中。该毒药只有轻微的甜味，因此会让人毫无察觉地饮下。参加波

吉亚家族的晚宴通常是场鸿门宴，但最终导致罗德里戈死亡的原因并非刻意为之，而是因为计划中出现了致命的错误。

1503年一个炎热的夜晚，罗德里戈和切萨雷都应邀在阿德里亚诺·卡斯特莱西（Adriano Castellesi）的宅邸吃晚餐，他们二人打算杀了阿德里亚诺。波吉亚家族的两位带来了葡萄酒作为礼物，然而罗德里戈错误地打开了有毒的酒倒进了自己的杯子里，这一幕被切萨雷看到了，他还以为这是没有毒的那瓶葡萄酒，于是也给自己倒了一些。该事故让罗德里戈丧了命，切萨雷却幸存了下来。不过他并没能成为教皇，于公元1507年在西班牙去世。

现代历史学家经常对波吉亚家族的这些传闻争论不休，大多认为没有什么证据支持这些说法，取而代之的是，他们认为卢克雷齐娅的形象最近被恶意重塑为其父狼子野心的走卒，并且认为波吉亚家族的毒药传说是被夸大了的。虽然对他们家族的事情有争议，但卢克雷齐娅、切萨雷，以及他们的父亲罗德里戈却会永远以投毒者的形象被人们记住。一位与其同时代的神职人员如此描述罗德里戈——"他把自己的灵魂和身体都献给了地狱中的魔王"。

那么使罗德里戈毁容的毒药究竟是什么呢？有个说法是：让他的脸变成不自然的桑葚色并非毒药所致，而是由于罗马炎热的夏季让尸体迅速腐败造成的。而现代理论认为他其实是死于疟疾。

栗子宴会

中世纪的史学家约翰·伯查德描述了波

吉亚家族那场纵欲狂欢的栗子宴会：

　　"在1501年10月最后一天的晚上，切萨雷·波吉亚与'五十位颇有声名的妓女'在他位于梵蒂冈的私室里举行了宴会……这些妓女在晚餐结束后与教士们和其他所有在场的人一起跳舞。起初她们还穿着衣服，后来就赤身裸体，一丝不挂。晚餐后，大烛台上燃烧的蜡烛被人们从桌上取下来摆到了地上，栗子被撒了一地，赤裸的妓女在烛台之间跪爬着，拾捡栗子。而教皇、切萨雷和卢克雷齐娅则欣赏着这一切。"

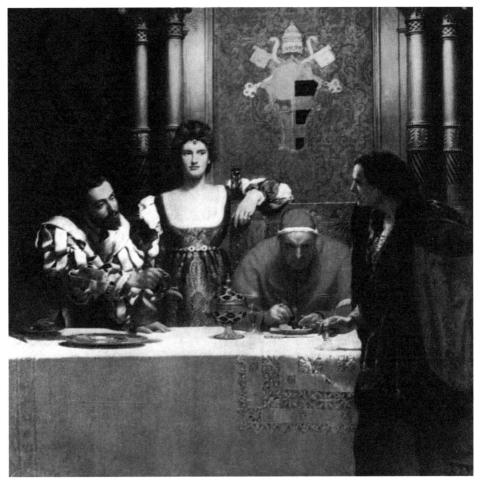

《切萨雷·波吉亚的一杯酒》（*A Glass of wine with Cesare Borgia*），1893年，约翰·科利尔（John Collier）绘。画中描绘了一场蛰伏着致命危险的晚宴。

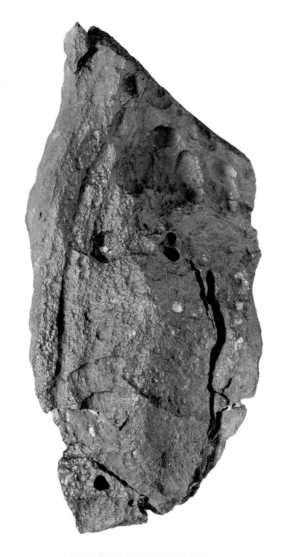

在地壳中发现的纯金属态形式的砷块。

砷

砷是地壳中发现的一种类金属元素。最具商业价值的砷化合物三氧化二砷（俗称"砒霜"），通常呈现为白色的糖粉状。

简 介

直到中世纪，砷才以元素的形式被分离出来，但其矿石——雄黄和雌黄——早已为亚述、中国和罗马等古国所用。尤其是罗马人，他们知道如何制造白砷，并将其用于农药、医药和毒药中。把白砷添加到食物或饮料中并不会改变饮食的颜色或散发出异味，只会产生一点甜味而已，因此在酒中添加砷成为欧洲文艺复兴时期人们最喜欢的毒杀方式。自古以来，人们就已将低剂量的砷作为处方药物来使用。而且在19世纪，砷成了福勒溶液中的主要成分，据称这种药剂对包括癫痫病、皮肤病和梅毒在内的多种疾病都有疗效。除此外，在古代砷还作为色素用来制造红色和黄色等颜料，并且从18世纪后期开始，人们还用砷制作出了明亮的宝石绿色。这种颜色在接下来的两个世纪中需求量极大，从墙纸到糖果装饰、肥皂制作……几乎无所不包。

毒理作用

砷作为毒药会与人体内所有细胞中含硫团的酶相结合，它可以阻断细胞能量的产生，使细胞蛋白匮乏并阻止其自我修复。气化的砷被称为砷化氢，会破坏红细胞。

中毒症状

慢性砷中毒表现为毛发脱落、皮肤黏膜损害、消化不良等。急性砷中毒的症状为呕吐、腹泻、腹痛、头痛、头晕、昏迷等。

治疗办法

螯合剂二巯丙磺钠可与砷离子结合，帮助人体将砷自然排出体外。它会绑定砷离子，通过体循环将其过滤出肾脏。

洗胃也是常用的手段，如果在摄入不久后立即洗胃的话中毒症状会有明显好转。

知名毒害事件

•1840年，一位名叫玛丽·拉法热（Marie Lafarge）的女性用砷毒害了她的丈夫夏尔（Charles）。她拿走了原本布置在屋子周围用来灭老鼠的砷，然后用面粉代替。夏尔的尸体两次被挖掘出来测试砷含量，因为尸体腐烂得非常厉害，检测者不得不用勺子取样。第二次掘尸检测时终于在夏尔体内发现了砷，玛丽因毒杀罪被判终生做苦力。

•查尔斯·达尔文每天都定点儿服用福勒溶液来治疗肌肉震颤的毛病，这可能是困扰他多年但从未被诊断出来的慢性疾病的成因。

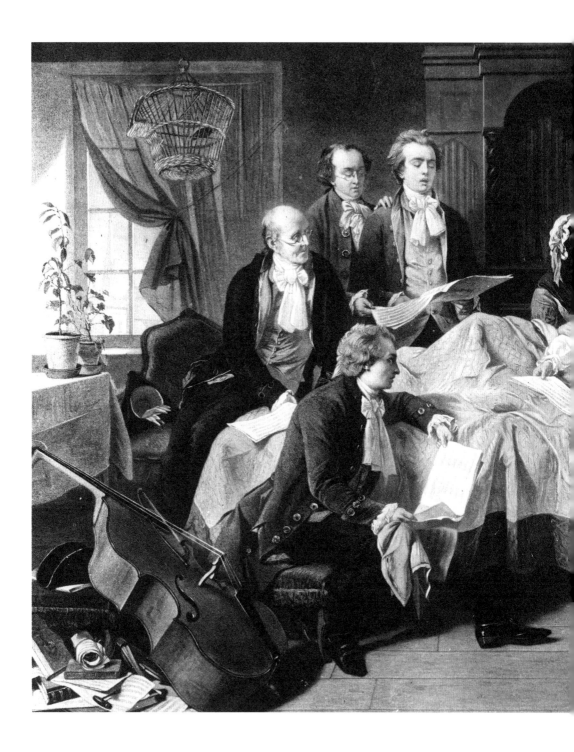

托法娜陷阱

沃尔夫冈·阿马德乌斯·莫扎特临终时躺在床上，确信自己被下了毒。

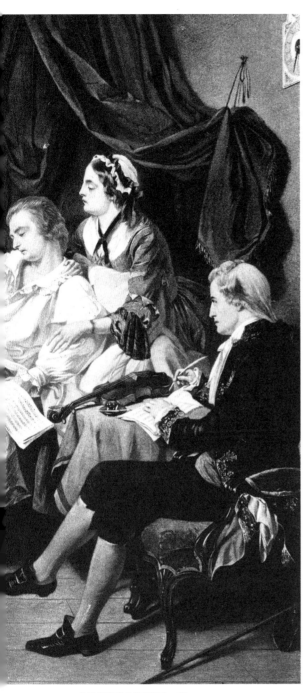

此画描绘莫扎特死前的一幕。

"我坚持不了太久。"他说，"有人给我下了托法娜仙液，还算好了我确切的死亡时间。"托法娜仙液是意大利连环杀手朱莉娅·托法娜研制的一款声名狼藉的毒药。她至少间接牵涉600起谋杀案。但在广大女性心目中，她是以一位民间英雄的光辉形象离世的。

意大利文艺复兴时期的社会重男轻女之风气十分严重，那个时候的意大利女性几乎没有权利可言，也很少有办法能够抵抗丈夫的虐待。施加在她们身上的肉体暴力、性暴力和感情暴力不仅不能得到法律的惩罚，甚至离婚也是天方夜谭，因而对于许多女性来说，弄死她们的丈夫是唯一的解决方案。

毒药是一种很好的矫平剂，它可以让心里有算计的妻子无须搞得沸沸扬扬、血腥暴力即可杀死她的配偶，而朱莉娅的生意就是帮助她们达成目的。她研制出了以她的名字命名的毒药——托法娜仙液。据说如果施以正确的方法，凶手甚至能够决定受害者确切的死亡时间。

托法娜仙液的精妙之处还体现在另一个方面，它的中毒症状就像疾病晚期时恶化的症状一样，不过受害人有时间安排自己的后事——比方说忏悔他所犯的罪过，这一点在意大利的天主教徒中是不可低估的。托法娜仙液也是无色无味、难以检测出来的毒药。尽管朱莉娅当时已经死了很多年，但莫扎特深信他正是被这种毒药所害，才逐渐失去了健康。

有关朱莉娅本人的细节甚少人知，但据说她的制毒本领是从其出生地西西里岛的药剂师助理那里学到的。毒药对她来说是一桩家族事业，朱莉娅的女儿成年后就搅进了这门生意中。1633年，朱莉娅的母亲因谋杀丈夫而被处以死刑，这使朱莉娅觉察到了受压迫女性群体的真正需求，尤其是那些处在底层的女性。不过，她在社会各个阶层中都不乏女性客户，她"难妻之友"的这个名号在圈内颇有声望。

朱莉娅在那不勒斯和罗马的化妆品店生意十分兴隆，托法娜仙液正是在这里被秘密贩售出去的。假托化妆品进行销售是相当聪明的方式，因为毒药是粉末状的，可以放在女士的梳妆台上而不引起他人怀疑。随着朱莉娅生意的发展，该毒药的伪装方式也在发生变化。她将托法娜仙液制成液体，然后将其作为治疗药膏装在小瓶中出售。朱莉娅的生意红火了五十多年，但最终被一位胆小的顾客毁掉了。

1651年，朱莉娅的一位顾客给她丈夫的汤中添加了致命剂量的托法娜仙液，然而临到关头却打了退堂鼓，她把汤掀翻在丈夫身上，丈夫有所察觉，他要求妻子解释这么做的原因。最终，妻子屈服了，整个故事就这样浮出了水面。

不久之后，罗马教会便开始追捕朱莉娅。然而她是一个受欢迎的人物，有很多朋友乐于藏匿她，有一段时间她一直躲在教堂里。但是当有谣言称朱莉娅给罗马的供水系统投毒时，当局便加紧了对她的追捕。朱莉娅最终被抓获并被严刑逼供。酷刑之下，朱莉娅供认她曾在1633年至1651年间帮助别人毒杀了600多人。目前尚不清楚这个数字有多准确，因为中毒在当时本就十分普遍，而且可能存在逼供下被夸大罪行的可能。尽管她已经招供，但判决是不可避免的。朱莉娅于1659年与她的女儿，以及三名女助手一起被处决。她的尸体随后被扔到了教堂的墙外（正是这所教堂曾庇护过她一段时日）。朱莉娅的一些同伙也被逮捕，被关在普契宫（Palazzo Pucci）的地牢中等待死亡。

在朱莉娅离世的100多年后，莫扎特仍然相信他是托法娜仙液的受害者，这就证明了这款毒药有多么传奇。没人对莫扎特进行过尸检，他的死亡原因被记录为"严重粟粒热"（一种致命疾病的总称）。今天的医学专家认为，莫扎特可能染上了链球菌，他其实是死于细菌感染。

托法娜仙液

托法娜仙液曾一度被描述为"一种看上去无害的液体，但只需四到六滴就足以摧毁一个人"。托法娜仙液中毒的早期症状非常轻微，一般只有近亲能够注意到。这些症状在1890年《钱伯斯杂志》中就有描述：

"表面装作顺从、内心充满憎恨的妻子会在酒、茶或其他饮品中把药下进去，毒药效果不易察觉。被下了毒的丈夫开始变得有点烦躁、虚弱无力，但几乎没有其他不适感，请医生看病都让人觉得有些小题大做。第二剂之后，这种无力和倦怠感变得更加明显……美丽的美代亚（Medea）对丈夫的病情表现出的极大焦虑让人们不会怀疑到她，也许她还会按照医生的嘱咐，用自己漂亮的双手来准备丈夫的食物。这样，当顺利给他灌下第三剂药时，即便是最有活力、最有朝气的人也会倒在病魔脚下。而医生会很困惑地发现，看似简单的疾病并未被他的药物治愈，因为毒药的不可检测性，医生依然会被蒙在鼓里。余下的毒药会被陆续喂给丈夫，直至死亡来召唤受害者的灵魂。"

文艺复兴时期的药物几乎无法挽救中了这种毒药的受害者，他们会被呕吐、腹泻、口渴、胃肠灼热等症状折磨得奄奄一息。尽管已经有人提出，托法娜仙液中可能包括颠茄、锑、铅和斑蝥素，但不可否认的是，其中毒症状大多与砷中毒相似。据说在血液中并不能检测出托法娜仙液是否存在。可实际上，那个时候还没有尸检和毒理学研究。当然，直到逮捕了朱莉娅（并找出了毒药）之后，当局才知道托法娜仙液的存在。

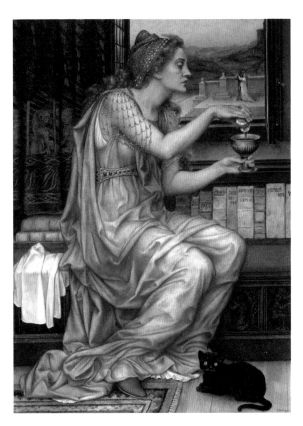

1903年的画作《爱情药水》（*Love Potion*）中朱莉娅·托法娜在调制毒药。

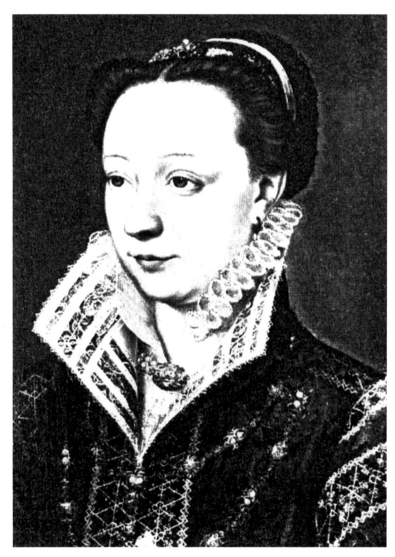

凯瑟琳·德·美第奇画像。

凯瑟琳·德·美第奇的影响

当弗朗索瓦一世请求凯瑟琳·德·美第奇与他的儿子结成姻缘时，他预感到这将给古板的法国宫廷中注入新的血液，那就是意大利的自由思想。

弗朗索瓦是一位以道德败坏而闻名的国王，他放荡骄奢，挥霍无度。而凯瑟琳则是他这种新道德秩序的教徒，据说她还涉猎黑魔法，人们称她为"国王的妓女"。

弗朗索瓦自1515年登基以来，就一直反对天主教的保守主义。他喜欢马丁·路德的新教教义以及无拘束的生活方式。除此外，他还偏爱那种意大利文艺复兴时期的贵族式生活。因为在那里，富丽堂皇的房屋和放荡堕落的生活被认为是正常合理的。

意大利还以阴谋诡计、丑闻和谋杀而闻名。凯瑟琳·德·美第奇1519年出生于佛罗伦萨一个有权势的家族，她本人曾将意大利的"下毒传统"带进了法国，还在穷人和病人身上做毒药测试。在她的一生中，她曾被指控毒害了她丈夫的兄弟和洛林的另外一人。

花孔雀一般的凯瑟琳在法国宫廷绝对是不同寻常的存在，她的到来震惊了一众法国人。她踩着在当时只有妓女才热衷的高跟鞋，身边环绕的随从有占星家、炼金术士和九个侏儒，这些侏儒甚至有他们自己缩小版的马车。

凯瑟琳将性作为维护交易和忠诚度的一种方式。跟随凯瑟琳的有大约80名宫廷侍女，她们被称为"飞行中队"（flying squadron），通过性交易来获取政治利益。凯瑟琳曾经举行过一次晚宴，期间让她的飞行中队赤裸着上身侍奉客人，晚宴结束后又命令她们满足客人的性要求。

有传言称"凯瑟琳还经常使用毒药铲除使她不悦的人。"传言她曾毒杀了一位占星家，还说："他应该已经看到他自己的命运了。"

至于凯瑟琳的婚姻，她的丈夫亨利有一位公开的情妇。相比凯瑟琳，亨利反而更迷恋他的情妇，甚至会当着凯瑟琳的面跟自己的情妇狎昵，这其中的部分原因是因为两人迟迟没有子女。为了生孩子凯瑟琳曾试着采取过一些补救措施，例如喝骡尿或者在生殖器上涂牛粪便，但都没什么用，十年来她的肚子一直没什么动静。但令人惊异的是，凯瑟琳十多年之后为亨利陆续生下十个孩子，而不是一个。其中有三个在之后继承了王位。

然而亨利没能活着看到这番景象。他在一场骑马比武中丧生，当时长矛的尖端插入了他的眼睛，导致他患上了致命的败血病。虽说亨利爱的是他的情妇，但有传闻称凯瑟琳依然为他悲痛不已。

亨利死后，他的儿子被加冕为弗朗索瓦二世，但是他的母亲凯瑟琳才是王位背后真

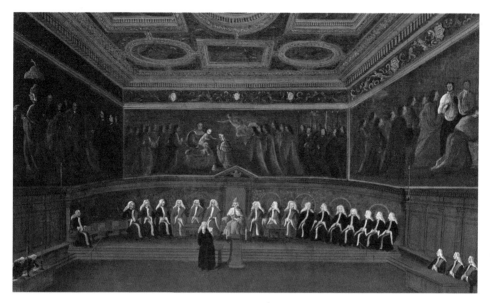

威尼斯十人委员会于1310年成立。

正的掌权者。凯瑟琳经历了法国历史上最动荡的时期之一——宗教战争。这场冲突发生在新教胡格诺派教徒和天主教徒之间，使国家陷入了长达三十多年的动荡。

凯瑟琳的宗教宽容政策使新教徒有权在家中进行礼拜。之后她还促成了自己信奉天主教的女儿玛格丽特和来自纳瓦拉王国的胡格诺派皇室贵族亨利之间的婚姻。凯瑟琳邀请亨利的母亲珍妮·达伯特（Jeanne d'Albert）到王宫做客，并承诺不会伤害她的孩子。达伯特在回信中写道："请原谅我读到这里时实在想笑，因为您想安抚我并不存在的恐惧。我从不相信您吃小孩的谣言，那简直荒唐透顶。"

进王宫拜访过后，达伯特同意了联姻，只要允许亨利继续信奉胡格诺派就行。凯瑟琳同意了这个要求，但是两位母亲间并没什么情谊。达伯特事后抱怨了她与凯瑟琳的会面："我已经向王后重申了三四遍要求，她只是嘲弄我，我跟她说的话她都不如实告之他人，反而肆意歪曲，好让我的朋友对我有所怨怼。"

十人委员会

意大利最大的投毒组织就是威尼斯十人委员会，该组织的任务是消灭针对威尼斯共和国的阴谋和犯罪。为了履行保护威尼斯政权的职责，他们以毒药作为谋杀武器暗杀了许多人。杀手通常是从其他城市找来的，由委员会提供资金，通过中间人付钱。他们邪恶的行径被记录在一本薄薄的标着"最高机密"的册子里。这本小册子中还记录了一个拟定的计划——一位威尼斯的医生打算从感染了黑死病的病人腺体中提取病毒并制造成一种毒药，然后将其投放在羊毛帽子里，以此杀死达尔马提亚的土耳其敌军。

法国毒药派

凯瑟琳·德·美第奇常被人指控说开启了法国的下毒狂潮。到16世纪中叶，下毒已经到了风声鹤唳的地步，只要一死人，就会怀疑是被毒杀的。据一些数据所证，"法国毒药派"（French school of poisoners）到1570年代可能已经导致30,000多人中毒而亡。毒药之风在当时之所以盛行，是由于很难将中毒致死与疾病致死区分开来，因为技术所限，无法检测到死者究竟是否中毒。

传说中的毒手套故事就要在这里登场了。在凯瑟琳引进法国贵族生活的众多事物里，香水手套就是其中一样。该手套在法国极受欢迎，因为以前法国人戴的皮手套由于制作问题会有尿液和粪便的味道，但是这种意大利手套却散发着芳草、香料和花朵精油（比如茉莉花、鸢尾花和橙花）的香味。

故事中讲到，凯瑟琳在孩子们结婚前送给达伯特一副手套以示友谊。然而，达伯特戴上它后不久就死了。新教徒很快站出来指责凯瑟琳杀死了达伯特，这个谣言到现在还盛传不休，他们说是凯瑟琳在手套内部添加了毒药。

联姻没有因为达伯特的死而中断，玛格丽特和亨利的婚礼如期举行。然而，那一天并不是因为婚礼才被人们所铭记的，而是因为胡格诺派教徒遭到了暴力屠杀，这一事件被称为圣巴塞洛缪大屠杀。人们认为是凯瑟琳本人挑起了屠杀事件，认为是她命人刺杀了海军上将加斯帕尔·德·科利尼，因为他是最有可能领导新教徒起义的人。这场屠杀残暴至极，让成千上万的人丢了性命。凯瑟琳在屠杀中虽然幸免于难，但是在法国民众的心目中她却不能幸得宽恕。她死后也一直都被法国人当作耻辱。当她1589年去世时，法国人希望将她的尸体扔进塞纳河，因为这对他们国家的民众而言，是最侮辱人的方式。

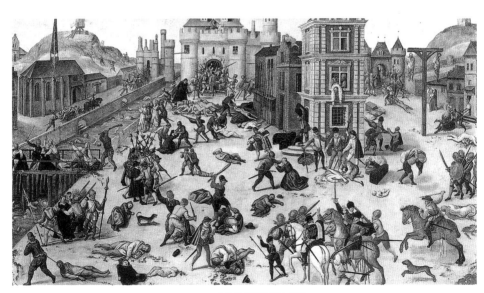

1572年的圣巴塞洛缪大屠杀。

伊丽莎白一世的决断

伊丽莎白一世的宫廷是一个危险的世界，到处都充满着叛乱、阴谋和暗杀，许多人都想置女王于死地。

不论是重建天主教堂、安顿伊丽莎白的姐姐玛丽，还是帮助外国势力入侵英国，说到底都是针对她的阴谋。在那个时代，毒药是刺客最钟情的武器。当时就有这样一名刺客，他声称是伊丽莎白的私人医生。

伊丽莎白已对她生活中的刺杀见怪不怪了，刺杀活动甚至来自英国的贵族：她的姐姐玛丽、诺福克郡的托马斯·霍华德、弗朗西斯·思罗克莫顿爵士，还有安东尼·巴宾顿爵士都曾试图谋杀伊丽莎白。教皇庇护五世还在1570年发布了敕令，他宣称伊丽莎白为异教徒，还威胁说要驱逐任何服从她的人。从那时起，刺杀伊丽莎白就成了暗杀者们无争议的政治游戏。

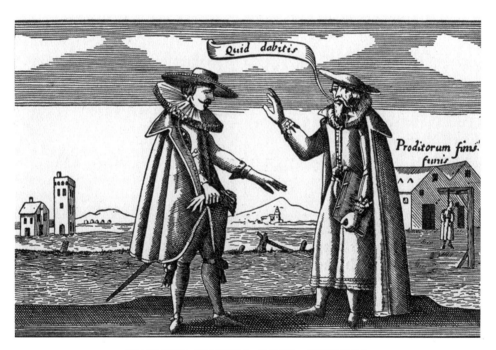

一幅1627年的版画，画着罗德里戈·洛佩斯和一个西班牙密谋者。

由于针对伊丽莎白的阴谋太多，以威廉·塞西尔爵士和弗朗西斯·沃尔辛厄姆爵士为首的一群女王忠实跟随者立下了誓言——他们会让任何密谋反对女王的人付出血的代价。因此，当沃尔辛厄姆给女王推荐他的私人医生罗德里戈·洛佩斯（Roderigo Lopez）时，女王没有多疑，直接命洛佩斯为御医。

洛佩斯出生于葡萄牙，在伦敦的圣巴多罗买医院工作时取得了不错的成绩，而且他"节食、净化和放血"的治疗主张在当时备受推崇。洛佩斯虽然获得了女王御医的职位，但在一些皇室贵族的眼里，他依然难被信任，更何况他还是一个信奉基督教的犹太人。因此没过多久，他就遭到了众多指控。

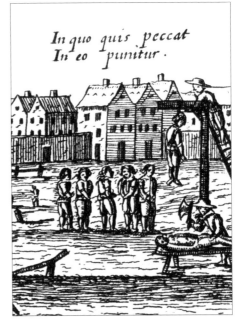

安东尼·巴宾顿和其他六个密谋者在1586年被处以绞刑并被分尸。

这些指控中最严重的就是埃塞克斯伯爵所控告的"叛国罪"。埃塞克斯的证据是一封窃取来的信件，上面说洛佩斯订购了珍珠。信中的一句话"持珠人会告诉你珍珠的价格"成为指控的关键点，控告者说这句话潜藏的意思是：洛佩斯暗杀女王的交易已定，他应该立即行动。

洛佩斯因这一指控遭到了严刑逼供，他的房子也被间谍翻了个底儿朝天。间谍们向伊丽莎白上报说："在这个可怜家伙的家里没有发现任何可以指控他的情报。"然而在另一边的拷问台上，洛佩斯承认自己收取了西班牙国王50,000克朗答应帮他毒死伊丽莎白。随后他又撤回了这份供词，但为时已晚。之后他被判处了绞死，并开膛分尸。

洛佩斯站在绞刑台上时都仍在喊冤，并大声高呼自己像爱耶稣一样爱伊丽莎白，这番话引起了人群中反犹太分子的一阵嘲笑。在伊丽莎白女王统治时期的英国，出于国家安全的考虑，犹太人的人身自由会受到限制。然而，洛佩斯不仅是个犹太人，还是个外国人，仅这两点就让他看上去有极大的嫌疑。在缺乏证据的情况下，怀疑和偏见就足以定他的罪。

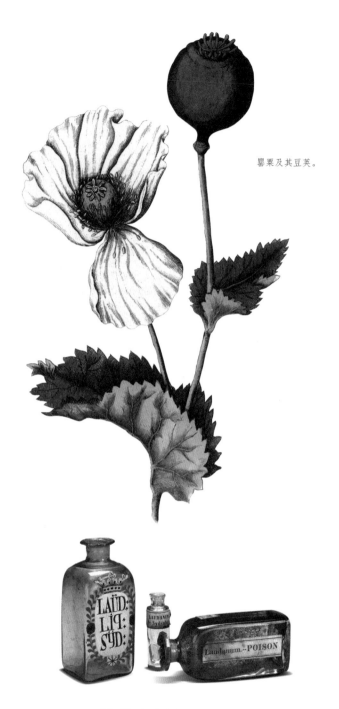

罂粟及其豆荚。

19世纪时期用来装鸦片酊的瓶子。

鸦 片

鸦片是从罂粟果壳的汁液中提取的麻醉药。罂粟多生长在土耳其、阿富汗、缅甸、哥伦比亚、老挝、墨西哥、印度、巴基斯坦和泰国。

简 介

自古以来，从罂粟果中提取生鸦片的方法就没变过，首先将果壳切开一个口子，在汁液变黄前刮下来，然后晒干即可。提取出的鸦片会被研磨成粉末，成块出售，或者加工成吗啡、可待因和海洛因等鸦片制剂的药物。阿片类药物是很有效的止痛药，但同时也具有高度的成瘾性，因此它们是历史上使用最广、也是滥用最广的麻醉品之一。大约在公元前3400年，苏美尔人将罂粟称为"喜乐植物"。约公元150年，古希腊医生加伦就在用鸦片治疗病人，罗马人还将这种药物引入了古代阿拉伯东部。从公元6世纪开始，阿拉伯商人将鸦片引入中国和印度。16世纪的时候，医师帕拉塞尔苏斯将鸦片酊（一种鸦片酊剂）又引回了西方。鸦片在历史上一直被用作止痛药和娱乐性致幻品，直到20世纪中后期西方许多国家才普遍禁止使用鸦片，除非持有医生开的处方。

毒理作用

大剂量的鸦片会对呼吸系统和中枢神经系统产生抑制作用，进而导致昏迷和死亡。呼吸抑制会导致体内缺氧，使人无法行走，继而对大脑和脊髓造成永久性损害。对鸦片上瘾会导致心理和生理状况恶化，并缩短寿命。

中毒症状

鸦片中毒先是会有短暂的欣快感，之后会出现头痛、头晕、恶心、呕吐、便秘、瞳孔缩小、血压降低等症状。

治疗办法

对于过量服用鸦片的人，应通过催吐、洗胃、导泻等办法将毒素排出。纳洛酮是过量摄入鸦片后的常见解毒剂，因为它可以逆转鸦片对呼吸和中枢神经系统的抑制。

知名毒害事件

•查尔斯·狄更斯是有名的鸦片吸食者，在1870年因严重中风去世之前，他一直在过量吸食。鸦片在19世纪被广泛用作止痛药，而且烟草行业也公开出售鸦片。

•哈罗德·希普曼在20世纪后期使用鸦片的衍生物——吗啡——毒害了250多人，这使他成为历史上杀人数量最多的连环杀手之一。

第三章
17世纪和18世纪的毒药

到了17世纪，意大利和法国社会都建立起了不同的毒药流派。任何社会阶层的人都不能逃脱被下毒的风险，贵族和皇室成员更是深陷毒药漩涡。

在巴黎，据说多金而放荡不羁的萨德侯爵给几个妓女下了能够催情的斑蝥素。巴黎是"拉瓦辛"的供应中心，它的买家还包括了路易十四的核心圈子。这些毒药被称为"继承粉（inheritance powders）"，是由砷、颠茄和乌头等制成的，有时还会添加些没什么用处的东西，像是蝙蝠的血液、人的精子和婴儿的肠子什么的。在某些暗杀国王的阴谋中，施用"继承粉"的同时往往还伴随着黑魔法仪式。

17世纪，人们还坚信下毒是一种超自然行为，可以将其委托于恶魔之力，因而巫术尤其令当时的人们感到恐惧。欧洲巫术的核心是使用包括天仙子、颠茄、曼陀罗和曼德拉草之类的有毒植物，在巫术仪式和典礼中被用作致幻剂。这些植物通常会被制成药膏，然后涂抹到像阴道和肛门这种有黏膜的敏感部位（最初女巫们用的是没加工的植物）。传说这可以赋予女巫"飞往女巫安息日"的能力。尤其是天仙子，当其被作为麻醉剂来使用时，会产生催眠效果，并使人有飞离地面的错觉。

在欧洲，成千上万的妇女被指控使用巫术，并因这些莫须有的罪行被处以火刑。为了社会上不再出现焚烧女巫的疯狂行为，路易十四发布了一项法令，官方否认了一些愚蠢至极的迷信，例如当时认为一个人拥有黑猫就可以证明那个人会操纵巫术。

随着处决女巫的风气在欧洲逐渐淡出，它又在美国马萨诸塞州的塞勒姆镇大热起来。当镇上某些居民的女儿表现出"有魔鬼存在"的迹象时（胡言乱语、晕厥和身体不自然地扭曲），所谓的女巫猎人就开始了他们的"狩猎"活动。而事实上意外的麦角菌中毒可能才是她们出现那些症状的罪魁祸首。

在下个世纪，旧世界与新世界的毒杀行径之间的联系将日益凸显出来。大西洋两岸的谋杀案显示出人们对一种古老的毒药旧情重燃——那就是砷。

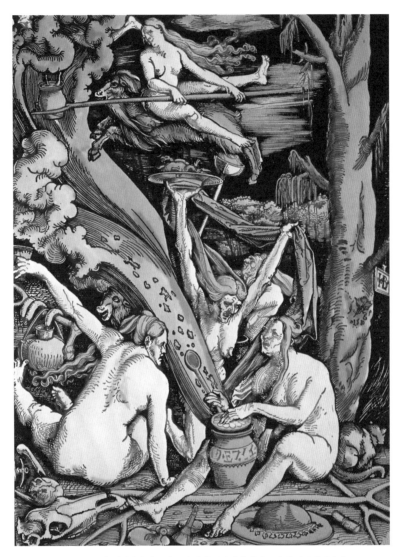

画中描绘了一场黑魔法仪式，女巫们有的正在准备药水，有的已飞到了空中。

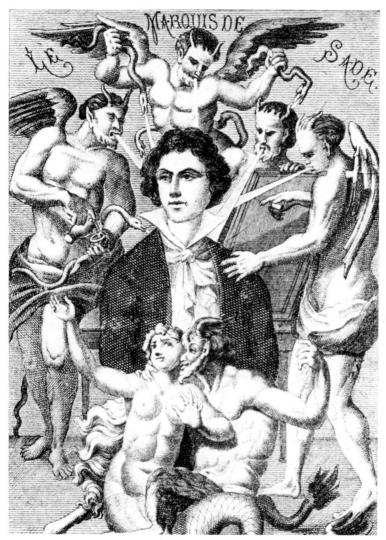

萨德侯爵画像，画中的萨德侯爵被长着翅膀和角的恶魔包围着。

萨德侯爵下毒事件

1772年6月的一个晚上，萨德侯爵找了几个年轻的马赛妓女，打算尽享放纵一夜。

为了让这些妓女顺从于随后的鸡奸、鞭打和凌辱，萨德让她们几个吃下涂了斑素粉的巧克力。但药物并没有如预想的一般带来催情作用，而是成了妓女们的催命符。

萨德和他的男仆兼鸡奸犯罪同伙拉图尔（Latour）为了躲避警方的追捕，一起逃离了马赛。这已不是萨德第一次实施性犯罪了：这位法国贵族堕落荒淫的行径早在四年前的罗斯·凯勒丑闻（the Rose Keller scandal）中就曝光于世了。

凯勒曾是一位面包师的妻子，36岁的她守寡后不得不在巴黎维多利亚广场上乞讨为生。萨德就在广场上路易十四的雕像那儿注意到了她。灰色的外套、净白的袖口和手杖，萨德凭借得体的仪表接近了这个女人，并承诺给她一份带有薪水的家政工作。之后他将凯勒带回他在亚捷（Arcueil）的住所，用刀抵着她的喉咙，强迫她脱掉衣服，将她捆手缚脚后，使其面朝下倒在床上，对她进行了残暴的性侵。他用鞭子抽打她，还把热蜡倒进绽开的伤口中。当萨德解开捆绑给她的伤口上药时，凯勒趁机从二楼的卧室逃脱，跑到临近的村子里。在那儿，她掀开自己的裙子让村子里瞠目结舌的妇女看了身上种种被暴虐过的伤痕。当局随后就对萨德发出了逮捕令。

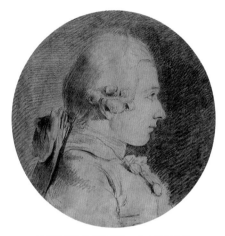

萨德侯爵出身名门望族，为人放荡不羁。

然而萨德强大的家族势力让他逃脱了长期监禁的刑罚，他们同意管控萨德的行为并且向凯勒付了赔偿金。这就是大革命前贵族阶层掌控下的法国，绑架折磨一个人，用金钱和权力就可以摆平，当然也可以摆平比之更甚的罪行。更不用说萨德的行为对他的家族而言也许并不在他们意料之外。

萨德侯爵全名多纳西安·阿方斯·弗朗索瓦·德·萨德，出生于1740年6月2日。孩童时期的萨德在耶稣会的寄宿学校受过鞭笞的惩罚，自此之后他便深深痴迷于这种暴力方式。萨德在作品中生动描述了他在性事上对鞭打和性暴力的痴迷成瘾，由此产生了"施虐狂"一词：通过对他人施加痛苦而唤起自己的性冲动。这显然是一种扭曲的性心理。

结束了学业和九年的军队生涯后，萨德与勒妮－佩拉吉·蒙特勒伊（Renée-Pélagie Montreuil）结婚，她是地方法官的女儿，家境殷实。结婚仅仅几周之后，他就成日与妓女厮混在一起。因为精通性虐而使他放荡的名声一时大噪。马赛事件发生的那天晚上，萨德命令拉图尔去找四五个雏妓。他原想利用含有斑蝥素的甜食让她们褪去拘谨，变得放荡，可惜他打错了算盘。与预料相反，食用后其中两人出现了严重的腹痛，迫切想要排尿，并且呕出黑色液体。第二天，又有两名妓女向警察报案，一名贵族男性试图用水晶盒里的巧克力毒杀她们。

很快，法国的法庭指控他们犯下了鸡奸、下毒未遂和践踏道德的罪行，萨德和拉图尔便逃往了意大利。他们虽被判有罪却没有被抓获，当局只好在绞刑架上挂了两个稻草人来暂时用作代替。两人后来被捕入狱，

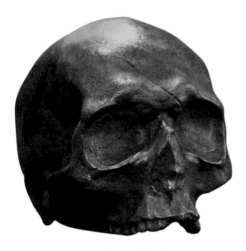

萨德侯爵头骨的青铜铸模。

但很快就逃了出来，躲在萨德位于拉科斯特的自家城堡中。然而性虐并没有停止，萨德在此期间对困在地牢中的六个少年实施了整整六个星期的恐怖折磨，而他的妻子对这一切熟视无睹。

当地村民知道萨德是个"狼人"。有个人在自己的女儿被萨德糟蹋后，曾试图用枪杀死他。萨德的所作所为最终触怒了他的岳母蒙特勒伊夫人，她有国王的逮捕密令，下令将萨德永久囚禁起来。萨德于1777年被捕，他被判处29年有期徒刑。

当萨德被囚禁在巴黎的文森城堡和巴士底狱时，他还致力于撰写色情文学。此外，萨德被允许享受贵族监禁待遇，可以拥有书籍、食物和其他舒适的物品。他在1789年巴黎人民攻占巴士底狱风波期间，还被放了出来，并根据革命国民大会的政策获得了一份正式职位。过了一段自由时光后，萨德于1801年又被逮捕。拿破仑·波拿巴皇帝谴责他匿名出版的小说《朱斯蒂娜》和《茱莉叶》"读之可憎"，因而未经审判就将他监禁了起来。

萨德最终在查宁顿精神病院中结束了他的一生，在那里他还与其他病人一起上演了他写的戏剧。他去世时74岁，那时他已经破产，而且本人对所犯罪行也毫无悔改之意。他最后一个愿望——不想以基督教的方式埋葬——也被无视了。为了对他的头骨进行颅相学研究，他的尸体在死后被挖掘了出来。该头骨的石膏复制品现在与革命领袖马克西米利安·罗伯斯庇尔的头骨以及拿破仑的头骨一起放在巴黎的人类学博物馆中。

毒药还是催情药？

斑蝥，或称"西班牙蝇"，自古代起就是许多助性剂的主要原料之一。古代亚述楔形文字板上提到的催情药包括刺荨麻、红罂粟和兴渠（一种用作烹饪香料的辛辣树脂）。古印度的催情药里含有鳄鱼卵、烧制的珍珠和蜥蜴眼睛。中国的催情药中至今仍会使用磨成粉的犀牛角。在非洲，传统的催情药育亨宾碱是育亨宾树的提取物，可刺激神经系统并增强勃起功能。但是高剂量的育亨宾碱会导致出汗、恶心呕吐，甚至死亡，斑蝥素也是如此。就像许多不受管制和被误解的物质一样，太高的剂量也会让"爱情药水"变成致命之毒。

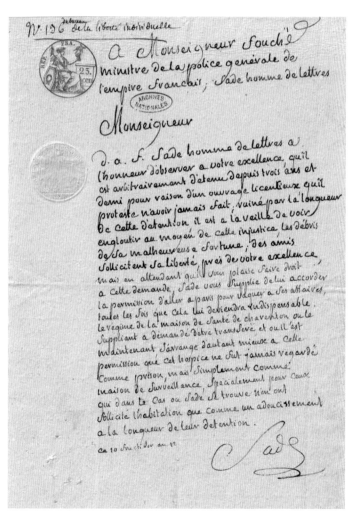

萨德侯爵给警察局长富歇阁下
的信，请求将他释放。

斑蝥

斑蝥素就是从斑蝥身上提取而来的。斑蝥是芫菁科甲虫的俗称英文名是Spanish fly（西班牙蝇）。

简 介

自古代起斑蝥就被当作催情剂来使用，使用或食用前尸体晒干、粉碎后制成粉末，其主要成分是一种被称为斑蝥素的化学分泌物，可保护甲虫免受捕食者的侵害。斑蝥素会导致血管扩张，并能对膀胱和尿道产生刺激。所谓的催情效果，其实就是斑蝥素中毒的表现。微量斑蝥素涂抹在生殖器上会使男性有力地勃起，并且会让女性的生殖器产生轻微的瘙痒感。历史事件表明，斑蝥素是危险且不可靠的，比如萨德侯爵就在一场纵欲狂欢中使两名妓女中了斑蝥素的毒，这种所谓的催情剂一旦剂量过高会导致死亡。斑蝥素的副作用是勃起时间过分延长，因此可能会导致永久性的阴茎损伤和勃起功能障碍。如今小剂量的斑蝥素已成为局部用药，斑蝥素也被列入"问题药物"，只有在严格的医药监督下才能使用。

毒理作用

斑蝥素的刺激性很强，几毫克就有可能致命。人体皮肤仅仅是碰触该毒药就会出现起疱现象，吞食后具有相同效果，并且会导致肠道严重出血和肾功能不全。1810年首次从斑蝥中分离出化学纯物质时，化学家皮埃尔-让·罗比凯（Pierre-Jean Robiquet）宣布这是仅次于士的宁的强效毒药。1880年，检测斑蝥毒素的方法被研究了出来：可以提取死者的胃水样品，然后通过加热进行浓缩，再将浓缩后的提取物放在健康的皮肤上并包扎好。如果几个小时后皮肤起了疱疹，则证明有斑蝥素的存在。

中毒症状

斑蝥素会刺激其接触到的任何有机物。如果口服斑蝥素，即使几毫克的斑蝥素也可能会引起口腔、咽喉和胃灼热，继而引发呕吐和出血性腹泻。更高剂量的斑蝥素则会导致心肾衰竭、昏迷和死亡。

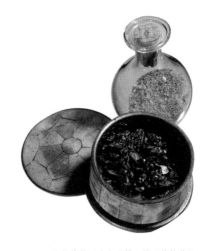

从芫菁科甲虫身上提取的"催情药"。

治疗办法

没有针对斑蝥素的解毒剂，口服者应立即催吐、洗胃、导泻，静脉输液可以促进毒物排泄。

知名毒害事件

•伦敦办公室经理阿瑟·福特（Arthur Ford）在1954年不小心杀死了他的同事贝蒂·格兰特（Betty Grant），原因是他试图勾引她，便在给她的糖果中掺入了斑蝥素。他们的同事马林斯（Malins）小姐吃了该甜食之后也毒发身亡。福特随后认罪并被判入狱五年。

•根据塔西陀的记载，奥古斯都的妻子利维娅会在客人们的晚餐中加入斑蝥素。这样他们就会在公开场合发生性行为，利维娅便会在这之后以此来勒索他们。

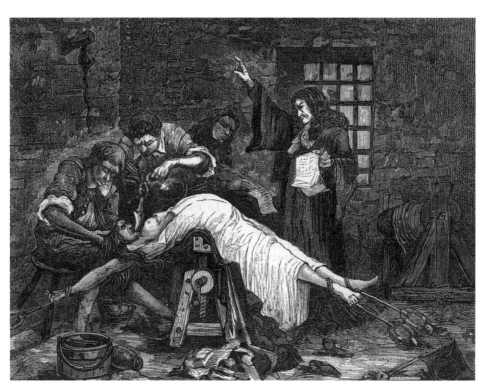

布兰维利耶夫人被施以水刑。

毒杀情事

1676年，路易十四皇室的布兰维利耶侯爵夫人（Marquisede Brinvilliers）因下毒被判谋杀罪。

布兰维利耶承认是她杀死了自己的丈夫、父亲和兄弟，并继承了他们的财产。

布兰维利耶对其罪行的供认在路易十四的宫廷里掀起了轩然大波，这让人们联想起曾经在宫中发生的数起离奇死亡事件。路易十四也很重视此事，他立即成立了一个委员会——火刑法庭——来进行调查。该委员会的老大是巴黎警察局长加布里埃尔·尼古拉斯·德·拉·雷尼（Gabriel Nicolas de la Reynie），他很快从算命师、炼金术士和前祭司那里套出了相关供词，据他们交代，毒药制造商将催情剂卖给了数名法国贵族。

在给出的名字中，最有名的要数卡特琳·蒙瓦森（Catherine Monvoisin），其绰号为"拉瓦辛"，是一个单打独斗的毒药供应商，与此同时她也是个女巫。在警察局长将拉瓦辛逮捕归案并严加审讯之后，拉瓦辛承认向贵族们（包括路易核心圈内的贵族）批发了大量毒液、毒剂和毒粉。能够在案子上派上用场的是，拉瓦辛保留了一份客户名单。这份名单令路易十四感到十分不安，因为名单上有他的前任情妇布兰维利耶。

路易十四身边总是情妇环绕，但她们都不敌蒙特斯庞这位极具诱惑力的女子，她的美丽聪慧帮她赢得了帝王之心。当她给皇帝生下第七个私生子时，路易十四慷慨地送给蒙特斯庞许多珠宝、豪宅，而这些是其他情妇所没有的。

几年后，蒙特斯庞已是九个孩子的母亲，再也不能恢复她产前曼妙的身材了。

路易十四厌倦了他肥胖的情妇，寻求新欢对他而言只不过是时间问题。之后，他的目光落在丰唐热小姐（Mademoiselle de Fontanges）身上。人们描述她"像天使一样美丽，脑袋却像篮子一样空空如也"，但就是这位"白痴美人"给国王留下了深刻的印象。路易十四为了和她的衣着相配，开始穿有缎带装饰的短上衣；不仅每年都给她一笔可观的钱财，还授予了她一个新的头衔。没过多久，皇宫的女性都开始梳"丰唐热发髻"，而这位引领风尚的新晋情妇也适时怀了孕。蒙特斯庞将"丰唐热发髻"描述为"不良品味"，内心积郁了愤懑和怨恨。根据拉瓦辛的证词，当时蒙特斯庞不仅决定要毒死丰唐热，而且还打算毒死路易十四。

实际上这已经不是蒙特斯庞第一次借助这种能"改变路易十四想法"的小玩意儿来提高自己的地位了，她作为拉瓦辛的客户已有一段时日。拉瓦辛告诉火刑法庭，蒙特斯庞多年来一直从她那里购买催情药，甚至还通过举行黑魔法仪式以获得国王的青睐。当丰唐热怀孕的消息传出后，蒙特斯庞提出给拉瓦辛付一笔小钱，让她帮助谋杀路易十四及其情妇。

拉瓦辛为谋杀丰唐热所设计的方案是向她展示一件事先淬了毒的衣服和一副毒手套，诱惑她穿上它们。相应地，她为谋杀路易十四制订的计划是将毒药浸入请愿书中（一种臣民向路易十四提意见的信）。但是在拉瓦辛实行该计划之前，她就因牵连进布兰维利耶谋杀案而被加布里埃尔·尼古拉斯·德·拉·雷尼逮捕，于是蒙特斯庞的谋杀计划很快就被曝光了。

拉瓦辛和她女儿的供认让火刑法庭开始疯狂狩猎女巫，他们逮捕并处决了36名涉嫌使用魔法或参与毒药买卖的人，拉瓦辛本人被烧死在火刑柱上。除此外，约有34名有高

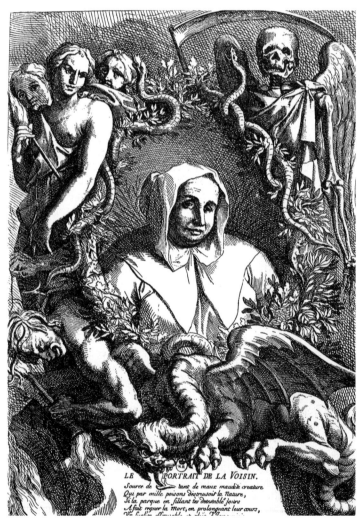

卡特琳·蒙瓦森，又名"拉瓦辛"。

70

级头衔的贵族被放逐，路易十四还于1682年颁布了一项皇家法令来禁止使用魔法和贩售毒药，任何胆敢有所违背的人一律问罪。

至于蒙特斯庞，如何处理她的所作所为对路易十四而言可谓纠结之事。与蒙特斯庞一起过夜后，他确实经常会犯头痛之类的小恙。但是尽管证据确凿，他仍然不能让他的前任情妇被绑在火刑柱上，更何况她还是他几个孩子的母亲。有一个版本的传言是，为了惩罚她，蒙特斯庞被放逐到一个女修道院度过了余下的17年岁月。

丰唐热并没能给路易十四生下任何孩子，反倒经历了两次流产。之后她又疾病缠身，一年后就死去了。

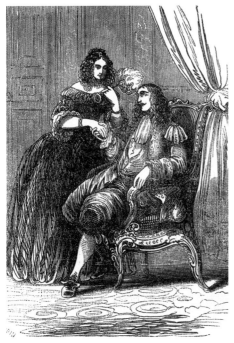

路易十四和蒙特斯庞夫人的画像。

投毒者和毒药买主

此次下毒事件暴露了当时隐藏得很好的地下交易市场。他们的交易主要是制造以及贩售催情药和魔法符咒，也包括给人下咒的勾当，当然还有毒药买卖（当时的主流毒药是"继承粉"）。这些东西被大贵族们用来诱奸他人、敛获财产和铲除对手，像白金汉公爵和卢森堡元帅等人都使过这些手段。而这一系列肮脏活动的中心便是有着女巫、算命人和打胎人等多个身份的拉瓦辛，她身穿一袭华丽的红色天鹅绒长袍，上面绣有金色的老鹰，还有身体畸形的前祭司艾蒂安·吉堡（Étienne Guibourg）在旁协助她的工作。尽管皇帝下令可以对拉瓦辛严刑逼供，但在审讯过程中刑讯人给她喂了酒，让她放松地吐露实情。拉瓦辛被处决后，她的女儿又接着协助火刑法庭进行调查。

继承粉

所谓的"继承粉"被认为是由砷、乌头、颠茄和鸦片制成的混合物，曾在路易十四的宫廷贵族中很有市场。这种混合物以托法娜仙液（早在几十年前在意大利流行的毒药）作为基础，但配制比例并不那么精确。

蒙特斯庞给路易十四下的"爱情药水"中包括蝙蝠血、斑蝥、铁屑、月经血和精子。据说其中一种混合物是由婴儿的肠子、血液和骨头制成的，在献祭婴儿的黑魔法祭祀结束后，女巫们会把这些原料一起磨碎。艾蒂安·吉堡承认他曾参加过蒙特斯庞和拉瓦辛的黑魔法仪式，仪式中婴儿被取出了内脏。

塞勒姆女巫审判案

女巫审判主要发生在17世纪以前的欧洲。在14—18世纪，欧洲基督教用这种方式陆续迫害了数以万计的异教徒（受害者多为女性）。然而就在欧洲的女巫审判热潮快要消散之时，它却又在塞勒姆这个小镇发酵起来了。

伊丽莎白·帕里斯（Elizabeth Parris）、阿比盖尔·威廉斯（Abigail Williams）和安·帕特南（Ann Putnam）在1692年1月中旬都出现了一些奇怪的症状。她们会时不时地陷入晕厥，还成天大呼小叫，说话时会大舌头，并且还能将身体扭曲成极度不自然的样子。后来全镇又有几个女孩陆续出现症状，这让全镇陷入恐慌。当时的医生诊断后，认为这些女孩受到巫术的蛊惑。几位牧师来为女孩们祈祷，但没有任何效果。之后那几位牧师强迫女孩必须指出哪些是使用巫术的人。

后来女孩们指认家奴蒂图巴（Tituba）给她们施了魔法，同时犯下所谓"巫术罪行"的还有流浪汉莎拉·古德（Sarah Good）和寡妇莎拉·奥斯本（Sarah Osborn）。奥斯本和古德否认了这些指控，但蒂图巴在被反复纠缠之后不得已说了审讯者本人想听到的话：她与魔鬼定了契约，魔鬼让她在恶魔之书上写上了自己的名字。蒂图巴说她就是在恶魔之书上看到了古德、奥斯本和其他几个人的姓名。

癔症还在接连发生，又有几个塞勒姆女孩出现了病症，数十人被指控使用巫术，其中一些还是镇上有名的女性。由于该镇的传统，人们的意见分成了两派。被告人被迫在没有律师的情况下在七名法官前为自己辩护，女巫审判持续了数周。

承认所谓的"灵异证据"意味着犯癔症的受害者可以随意指控被告，他们声称女巫们的"魔力"摄住并咬伤了他们。为了增加戏剧性，每当被告站在台上时，受害者就开始抽泣连连，并大着舌头说话，把身体扭来扭去。那些认了罪或指认其他女巫的人都免于处决，而那些坚持自己清白的人却受到了严厉的惩罚。在这种高压之下，很少有人敢说出审判的不公。这场女巫审判中有十九名妇女被绞死，一名老人被重石压死，还有五人在被监禁期间死亡。

1702年，当局宣告了塞勒姆女巫审判的违法性。在随后的反省期间，一些人利用科学的手段来寻找塞勒姆女孩出现那些症状的原因。后来有一种理论认为，她们是由于食用被麦角菌感染的黑麦导致她们中毒，众所周知，麦角菌中毒会导致中毒者晕厥、窒息并产生幻觉。但最近几年，伦敦大学的有关专家提出新理论，认为她们是患上了"抗NMDAR脑炎"。

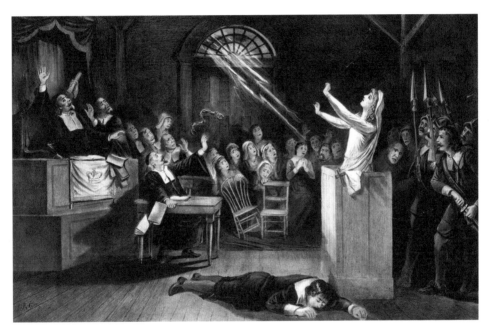

19世纪的一幅画作，画中描绘的是塞勒姆女巫审判现场的一幕。

麦 角

麦角是麦角菌属的真菌在寄生植物上所形成的菌核，会感染小麦、黑麦、大麦等禾本科植物。麦角中最常见的成员是黑麦麦角，可使人中毒。

简 介

今天，我们中的许多人对中世纪欧洲的看法是一片疾病遍布的大陆。圣安东尼之火病和圣维特斯舞蹈症周期性地在欧洲的一些城镇和村庄里肆虐，杀死了大批人。

圣安东尼之火病的受害者遭受了病毒的疯狂袭击，他们四肢发黑，他们的手指、脚趾乃至双手双脚俱遭损毁。圣维特斯舞蹈症引起的痉挛、幻觉、窒息感和剧烈的抽搐使他们看起来像被恶灵附身一般。1976年，《科学》杂志上刊载了科学家卡波雷尔（Caporael）的文章，在文章中他提出这些病症可能是麦角菌中毒引起的，赢得众多支持。

毒理作用

麦角病有两种类型，一种是痉挛型麦角病，还有一种是坏疽型麦角病。两者都是由麦角产生的多种有毒真菌生物碱（称为真菌毒素）引起的。任何真菌毒素都可能引发幻觉，痉挛型麦角病会让人看见凶猛的动物和鲜血淋漓的幻象，同时伴随着剧烈的抽搐。坏疽型麦角病则会通过血管切断人体血液供应，导致组织死亡、感染和坏疽的产生，随后四肢就会残废，可以说麦角病的最终阶段就是死亡。

中毒症状

痉挛型麦角病的症状包括痉挛、癫痫发作、腹泻、慢性瘙痒、肢体扭曲、步履蹒跚、恶心和呕吐，继而会出现妄想和幻觉。较常见的坏疽型麦角病症状包括麻木、肌肉抽搐、脉搏微弱、四肢灼热和发黑，严重的会完全失去知觉，产生坏疽。同时患有痉挛型麦角病和坏疽型麦角病的状况并不常见。

治疗办法

没有针对麦角病的特定解药，一般急救办法为催吐、导泻。此外，针对惊厥症状可以施用镇静剂。抗凝药和血管扩张药物能够用来恢复血液流动，帮助治疗。

知名毒害事件

•在《挪威王列传》中有一段记载，挪威国王芒努斯·哈拉尔德松在黑斯廷斯战役的几年之后死于麦角病。

•1951年，据报道称有4000多名来自法国蓬圣埃斯普的村民得了疯病，同时还伴有幻觉、呕吐、四肢烧灼和抽搐等症状。后来相关研究发现，麦角菌是导致村民产生上述病症的原因。

•公元857年，欧洲爆发的鼠疫引发大量

人口出现疱疹和四肢腐烂的病症，该症状被认为是麦角病所致。此外，有人推测导致14世纪欧洲人口大量减少的并非是黑死病，真正的罪魁祸首是麦角菌引起的病症。

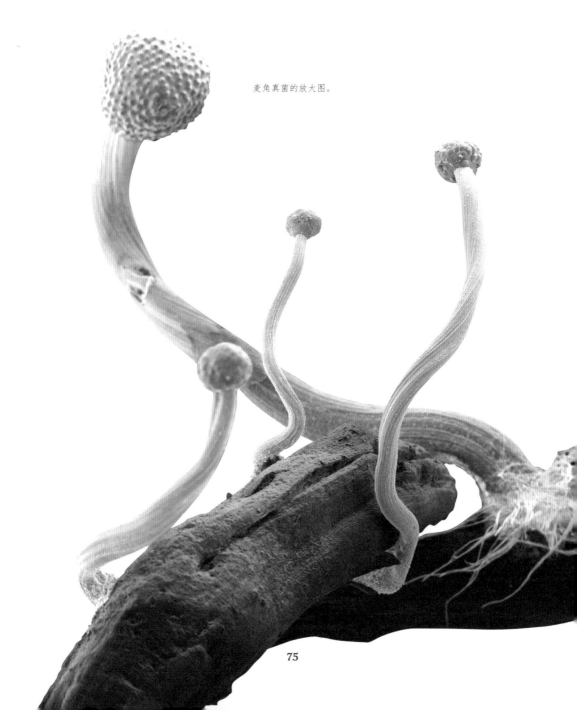

麦角真菌的放大图。

詹姆斯敦中毒事件

1676年，英国国王查理二世从他的美国殖民地那里收到了棘手的情报：弗吉尼亚州发生了武装起义，该州的首府詹姆斯敦被夷为平地。

为了镇压叛军，重新恢复秩序，查理二世派出了部队。但是由于派出的士兵误食了有毒植物曼陀罗——后来俗称"詹姆斯敦草"，让行军受到了阻碍。

弗吉尼亚州的麻烦始于州长威廉·伯克利爵士（Sir William Berkeley）拒绝下令就美国原住民对边境定居点突袭一事进行暴力报复。为这件事，纳撒尼尔·培根怒气冲冲地召开了一场会议，培根为主张报复的定居点民居提供了白兰地，随后当选了他们的领袖。之后培根下令对当地的萨斯奎哈诺克（Susquehannock）村进行袭击和屠杀，而且还要求伯克利领导民兵去对付该地区的其他美洲原住民。遭到伯克利的拒绝后，培根就叛变了。几个月后，大约500名叛乱分子烧毁了詹姆斯敦。

幸运的是，在不知情的英国士兵被派去镇压培根叛乱之前，乱党就于1676年解散了，这堪称命运的幸运转折。然而不幸的是，士兵们在途中吃了大量的曼陀罗，因为他们以为这种植物是一种当地的蔬菜。罗伯特·贝弗利（Robert Beverley）在1705年出版的《弗吉尼亚的历史与现状》（*History and Present State of Virginia*）一书中详述了这种

毒药的效果："一些士兵被派到那里去平息培根的叛乱……他们吃了大量这种东西（曼陀罗），所产生的效果简直像是一出搞笑的滑稽剧。因为在这种植物的作用下，他们傻了好几天：一名士兵试着把羽毛吹向空中，而另一个则愤怒地向羽毛投掷吸管，还有个士兵赤裸裸地像猴子一样坐在角落里，咧着嘴傻笑并冲他们做鬼脸。第四个人一边热烈地亲吻着自己的同伴，还一边对他动手动脚，脸上挂着一副讥笑的表情，那副样子简直比任何荷兰小丑都滑稽可笑。

"在这种疯疯癫癫的情况下他们被关了起来，以防他们因自己的愚蠢而送了命——尽管通过观察来看，他们的所有举动都是无害且本质善良的。实际上，他们的举动还是有点危险，因为如果不加以阻止的话，他们就会在自己的排泄物里打滚儿。他们做了一大堆这种傻事，但十几天后，当他们清醒过来时，却不记得过去的一切了。"

士兵们恢复过来后，没有产生任何后遗症。至于那场叛乱，历史学界的众多学者们认为这场叛乱是美国打响独立战、脱离英国控制的先声。

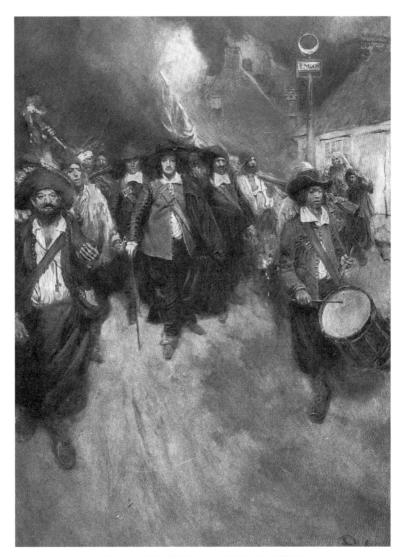

弗吉尼亚州詹姆斯敦在1676年培根叛乱期间被烧毁。

曼陀罗

茄科植物中有一些开花的有毒植物，曼陀罗就是其中之一。它通常被俗称为"詹姆斯敦草""吉姆森草""刺苹果""恶魔的小号""臭草"。

简 介

曼陀罗是一种草本植物，全身有毒，叶子呈淡绿色或紫色，长有白色和紫色的花朵。它的剧毒种子被包在坚硬多刺的花果中，因此人们也称其为"刺苹果"。曼陀罗曾被无意间掺在农作物饲料当中，导致农场动物意外中毒。此外，曼陀罗由于其致幻作用而被美洲土著人收割来作为茶叶和烟草进行使用，到了当代，它通常会被好奇的青少年拿来滥用。曼陀罗的麻醉作用可以持续两天以上，而且"高剂量"在这里并不是很合适的形容术语，其毒性的大小由于各种原因并不好掌握。曼陀罗中毒可能会导致中毒者产生幻觉，比如不存在的人出乎意料地出现在中毒者眼前。有人猜测，曼陀罗曾被用来诱发人们看见古希腊德尔斐圣人的幻象。阿兹特克人还会把曼陀罗喂给被送去祭祀神灵的牺牲者（在牺牲者的心脏被挖出来之前）。

毒理作用

曼陀罗中的三种有毒成分分别是莨菪碱、阿托品和东莨菪碱。它们具有强大的抗胆碱能特性，可阻断细胞之间神经递质的活动，从而影响人体功能。摄入毒药几十分钟至几小时间就会发生抗胆碱能中毒，剂量过高的话可能会迅速导致死亡。尽管种子的强度和毒性随物种、季节和位置的不同而变化，但一般来说，只要半茶匙的曼陀罗种子就有可能导致癫痫发作和心脏骤停。

中毒症状

曼陀罗中毒的症状被描述为"红得像甜菜，干得像骨头，盲目得像蝙蝠，疯狂得像帽匠"。这些症状包括口干、极度发渴、皮肤发烫、头痛、言语不清、协调障碍、眩晕、脉搏微弱、迷失方向、尿液阻滞、便秘、幻觉、痉挛、昏迷乃至死亡。不论是意外还是有意为之，因服用过量的曼陀罗被送医院治疗或直接死亡的事情是很常见的。

治疗办法

现场急救时要催吐、洗胃、导泻。当曼陀罗中毒后产生严重的抗胆碱能毒性时，可以使用毒扁豆碱药物。除此外还可饮用药用炭溶液净化胃肠道。中毒者烦躁不安或痉挛时，镇静剂也能派上用场。

知名毒害事件

•公元38年，罗马将军马克·安东尼和他的军队从帕提亚撤退的时候很少能找到食物。他的一些士兵吃了曼陀罗用于抵抗饥饿，造成的结果是他们用"钻研"的态度把道路上的每块石头都翻过来，有人说"千方百计"（leave no stone unturned）这一成语就源于这一事件。

•2008年，有人发现美国马里兰州的一个家庭陷入了混乱中：家庭成员狂笑不止、呕吐不止，还产生了幻觉。30分钟后，两名家庭成员失去了知觉，其他人则变得好斗、肢体不协调、产生方向障碍。原来这都是他们不小心吃了用曼陀罗调味的炖肉所导致的。

曼陀罗的局部图。

玛丽·布兰迪的谋杀

玛丽·布兰迪看起来似乎并不像是能犯下杀亲罪的投毒犯。她属于中产阶级，受过良好的教育，在牛津郡泰晤士河畔的亨利小镇长大，那里是英国的郊区，清幽古朴，绿树成荫。

玛丽的父亲弗朗西斯是一位成功的律师，只想给自己女儿最好的一切。但是他万万没想到，招个婿，却让自己丧了命。不仅如此，疼爱的女儿玛丽也被处以绞刑。

1746年，玛丽快30岁了，但是依然没有结婚。她的父亲担心玛丽会永远嫁不出去，便想出了一个新奇的主意。他在当地报纸上投放了招婚广告，并提供了10,000英镑的巨款作为嫁妆。许多人都前来提亲，但唯一让玛丽倾心的人只有威廉·亨利·克兰斯顿。

作为军队的上尉和苏格兰贵族的儿子，克兰斯顿有着一定的威望。但不幸的是他的身体特征与他的社会地位并不相符：他身材矮小，五官平平无奇，脸上还有出天花后留下的严重疤痕，而且他比玛丽大12岁。克兰斯顿与玛丽订婚后没过多久，他曾结过婚的消息就被爆了出来。尽管克兰斯顿信誓旦旦地说他以前的婚姻不合法，但弗朗西斯还是对此消息大为恼火，并解除了女儿的婚约。

婚礼虽被取消了，可玛丽还在继续与克兰斯顿私会，另一边弗朗西斯坚称他绝不允许重婚者进入家庭。那么，该如何打破这个僵局呢？克兰斯顿便利用一种白色药粉设计了一个局。据说他将这种粉末描述为爱情补药，让玛丽给她的父亲暗中下药，骗她说这个补药很神奇，能让她的父亲原谅他，保证让他们二人结为夫妻。

然而克兰斯顿所谓的补药实际上就是砒，玛丽把它添进父亲粥中的那一刻起，实际上就在给他下毒了。弗朗西斯于1751年8月14日去世，克兰斯顿也迅速消失。弗朗西斯的私人医生安东尼·阿丁顿是位具有远见卓识的人，他燃烧了剩余的粉末做了检测，结果发现该粉末散发出了一股大蒜味儿，这就说明药粉中有砒的存在。阿丁顿的检测因此也成为法医最早检验毒杀的一种方式。

玛丽被人们形容为一个"糊涂透顶、害相思病的傻瓜"，她本人并不知道自己谋杀了亲生父亲，真正涉嫌故意谋杀的其实是那个"冷血杀手"，然而她却在1752年4月6日上了绞刑架。也许这件事中最大的讽刺是这段婚姻并不会以向克兰斯顿支付10,000英镑的嫁妆费而结束，因为弗朗西斯去世时，他的银行账户中总共只有4000英镑。

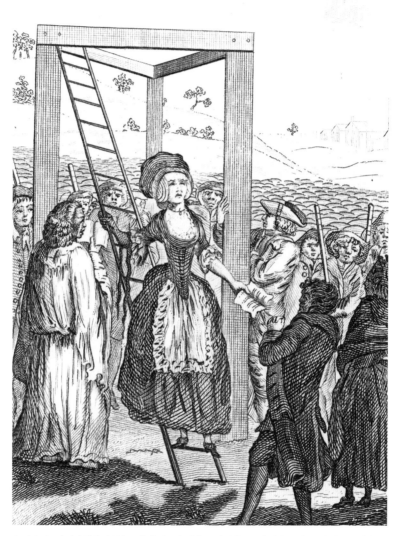

据说玛丽·布兰迪被处决前留下的最后一句话是："为了体面，先生们，请不要把我吊得太高。"

第四章
19世纪的毒药

19世纪是毒药盛行的黄金时代，它们的鬼魅身影无处不在。值得一提的是，当时人寿保险项目的推出又为下毒提供了有利可图的新动机。

一夜之间，人们猛然发现，人命能用金钱来衡量了，这让许多人产生暗中谋杀配偶或家庭成员的念头。下毒无疑是实施谋杀的一种完美方法，因为它很难被发现，不论是妻子还是丈夫都可以使用毒药杀人。而这些毒药中最受投毒者欢迎的非砷莫属。

19世纪，砷在英国被广泛应用，可以说是随处可见，从老鼠药到墙纸都有其身影。任何人都可以像购买面包或牛奶一样自由地从当地商店里获得砷。在这种社会环境下，没有比所谓的"滋补砷药"杀人更普遍的方式了。

自19世纪20年代起，毒杀案的数量就一直在稳步上升，到1850年左右达到了一个顶峰。在这一时期，法医的毒药检测手段会迅速发展起来便是件极易理解的事。1832年伦敦伍利奇皇家兵工厂的化学家詹姆斯·马什（James Marsh）对乔治·博德（George Bodle）的尸体进行砷检测。不走运的是

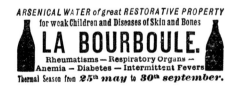

拉布尔布勒是砷和法国矿泉水的混合物，19世纪时期曾被当作万能水贩卖。

胃的样本实在太久了，没有检测出什么来，于是遭到指控的乔治孙子——约翰被无罪释放。然而约翰后来承认谋杀是他所为。马什对此非常恼火，便对原来的检测方式进行了完善，研究出了一种更加有效的砷检测方式，这种方法后来又被称为"马什检测法"。

"马什检测法"吸引了全世界化学家的注意，德国化学家卡尔·弗里德里希（Karl Friedrich）说它变更了游戏规则。一位西班牙化学家马蒂厄·奥尔菲拉（Mathieu Orfila）于1840年高调地使用马什检测法在被害人夏尔·拉法热（Charles Lafarge）的体内检测到了砷的存在。根据法医毒检的证据，夏尔的妻子玛丽成为第一个用"马什检测法"被定罪的人。她被判处终身监禁。"马什检测法"也随之被吹捧为投毒者的天敌。

从那时起，法医毒检可以明确地告诉人们：谁是自然死亡，谁是中毒而亡。下毒再也不如从前一样好用了。

但是在19世纪末期，还有许多人继续抱着侥幸的心理使用砷和士的宁，并尝试了一种在几十年后将被用于恐怖屠杀的新兴毒药——氰化物。

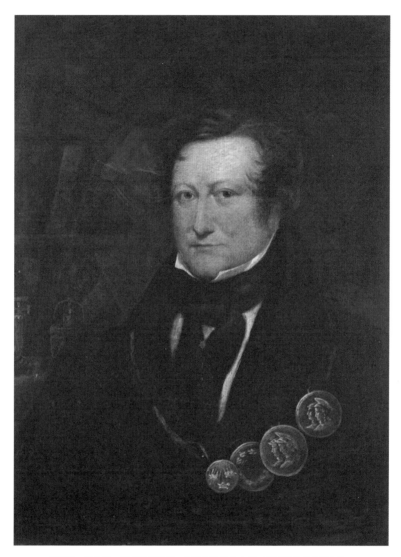

詹姆斯·马什是一位英国化学家，他设计了世界上第一种可靠的砷检测方法。

弗洛伦丝·梅布里克的婚姻

法院对弗洛伦丝·梅布里克（Florence Maybrick）用砷杀害丈夫的定罪引发了民众强烈的抗议。1889年8月7日，即判决之日，法庭现场发生了一次骚乱。

《警察新闻画刊》（*Illustrated Police News*）的一篇报道描述了当时的景象："在法庭现场旁听的普通市民在听到判决结果后开始为囚犯欢呼，对陪审团发出反对的嘘声，并向法官大喊大叫。"显而易见，大众站在弗洛伦丝一边。如此说来她真的有罪吗？

詹姆斯·梅布里克（James Maybrick）是有名的疑病症患者，他每天会吃各种所谓的"补药"，包括士的宁、氰化物、天仙子以及吗啡。他每天还会喝含有一定量砷的福勒溶液，以此来调理他性欲低下的问题。

詹姆斯和弗洛伦丝于1880年在前往英国的轮船上相识，那时他还是个只有23岁的美国青年。詹姆斯是个滥情的花花公子，娶了弗洛伦丝后，他在外还有众多情妇，其中一个还给他生了五个孩子。

弗洛伦丝发现詹姆斯的婚外情后，他俩的婚姻便如履薄冰。作为对丈夫出轨的报复，弗洛伦丝也给自己找了个情人。没过多久就被詹姆斯发现了，夫妻俩就从那时起陷入了无止境的争吵。有一次两人在伦敦发生了争执，詹姆斯竟然朝她眼睛揍了一拳。根据她在审判中的证词，弗洛伦丝遭受家暴后买了砷基墙纸，将其浸泡在水中以提取砷毒。据她所说，她之所以这样做是为化妆做准备，但是检方指控她使用这种办法提取砷杀死了詹姆斯。

詹姆斯在服用含有士的宁的补药后于1889年4月病倒，5月11日就死了。詹姆斯的兄弟们命人对他的尸体进行了检查，结果发现了砷的痕迹。警方随后的调查显示，药剂师曾多次给詹姆斯开了含有砷的药物。在房子里所发现的这种含砷补药的量足以杀死50人。但是弗洛伦丝的通奸罪对她不利，因为法官告诉陪审团，通奸意味着她比一个杀人犯

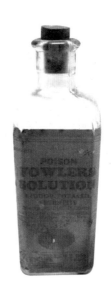

福勒溶液在19世纪是一种药物，含有砷，用来治疗牛皮癣。

也好不到哪里去。不出意外地，弗洛伦丝一审因通奸被判处了绞刑。

幸运的是，在大西洋两岸的众多民众对此判决进行公开抗议之后，弗洛伦丝一案得到了重新审理的机会。英国内政大臣和总理均签署了一封信，其中指出："证据清楚地表明，梅布里克太太怀有谋杀丈夫的意图。但是也有理由怀疑，他的死亡究竟是否确实是因砷中毒所导致。"

判决结果因此被改为无期徒刑。服刑期间，她先是被单独监禁了9个月，后来就与其他普通犯人关在一起。不过监狱里实行所谓的"沉默制度"，即禁止犯人在任何时候讲话，并没让她过得更舒服。1904年获释后，弗洛伦丝便回到了美国，她做了巡回演说抗议遭遇的不公，证明自己是清白的。1941年，她在康涅狄格州一间肮脏的房子里孤独地死去了，那时她已身无分文。

弗洛伦丝从未停止为自己的清白而抗争。她在1905年出版的《我失去的十五年》（*My Fifteen Lost Years*）一书中讲述了自己的经历。

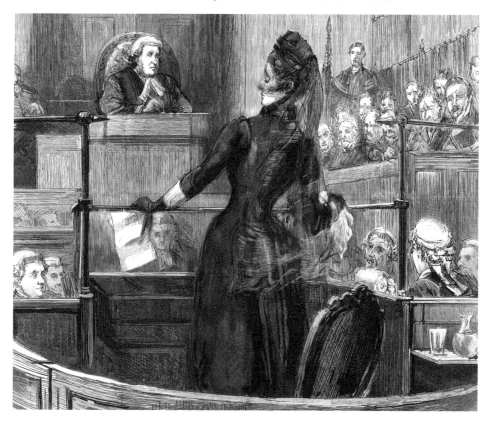

布拉德福德糖果中毒事件

1858年10月30日，这个星期天的上午，一场奇怪的灾难降临在了英国一个叫布拉德福德的城市。该市有两个男孩突然死亡，还有其他的一些男孩也被一种奇怪而凶猛的疾病所攻击。

有人认为这是霍乱暴发所致，有的人则以为是瘟疫所致。随着30号这一天过去，更多的死亡事件被报道了出来。由于怀疑有人在搞什么肮脏的阴谋，警察便开始紧急追查，很快他们就发现了造成这种状况的原因——薄荷糖。

几天前，威廉·哈达克（William Hardaker）在布拉德福德绿色市场的甜品摊照常开张了。他还是像往常一样出售广受欢迎的薄荷糖，不过这一批糖果被打折出售了，原因是哈达克不喜欢它们的颜色。哈达克的糖果是从批发商约瑟夫·尼尔那里进货的，而约瑟夫恰好是个习惯把糖换成一种叫作"傻瓜药"的物质的家伙。

"傻瓜药"是一种混合物，其中含有巴黎产的灰泥、粉状石灰石、硫酸盐或其他任何能掺入糖果的无害物质，以此来代替昂贵的糖。不幸的是，当地一位药商的年轻助手负责完成约瑟夫订购的12磅"傻瓜药"的订单，这位年轻人并没有称给他12磅重的"傻瓜药"，而是误从"傻瓜药"旁边的容器中称了12磅的三氧化二砷。两者都是具有相似稠度的白色粉末。

为约瑟夫工作的糖果工人隐约觉得这一批从药商那里买来的"傻瓜药"所制作的薄荷糖有问题。虽然心存疑惑，却并没有阻止他自己吃了一颗，也没能阻止他把那批东西卖给哈达克，而这位不幸的糖果商也吃了一颗。不久后两人就病倒了。哈达克是以折扣价买来的那些薄荷糖，所以他也相应的以折扣价出售了它们，比往日低廉的价格让他的薄荷糖在那一天十分热销。

周日的午夜，街区的警铃声唤醒了布拉德福德，人们都收到了有关致命薄荷糖的警告。然而那个时候已经超过200多人生病，有20人随后因砷中毒而死亡。根据后来的调查显示，每颗薄荷糖中的砷含量足以杀死两个成年人。第2天，药商和他的助手以及约瑟夫均以过失杀人罪出庭，但是没有人被送到监狱里去。

尽管如此，助理的悲剧性失误反而推动了1860年《食品和饮料掺假法案》（*Adulteration of Food and Drink Bill*）的制定，该法案规定了可以制作糖果的材料成分。布拉德福德糖果中毒事件还促成了1868年《英国药房法案》（*UK Pharmacy Act*）的颁布，它对药商处理和销售指定毒药做出了严格的规定。

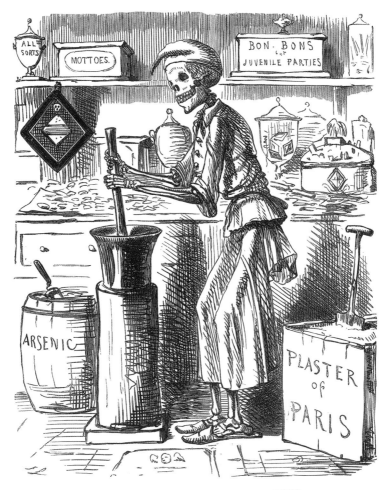

THE GREAT LOZENGE-MAKER.

关于布拉德福德糖果中毒事件的卡通漫画于1858年在《笨拙》（*Punch*）杂志上刊登。食品掺假是英国维多利亚时代的一个主要问题。

夺命老妈——玛丽·安·科顿

玛丽·安·科顿（Mary Ann Cotton）七岁继子的突然去世敲响了人们的警钟。这个男孩曾阻止了玛丽·安的再婚，但她在外谈起这事儿时，只是随口跟一位官员提了一句"我不会被困扰太久"。

随后的调查揭露了玛丽·安是维多利亚时代最令人胆寒的连环杀手（用下毒的方式）的这一事实。她简直是"黑寡妇"，杀害丈夫和子女对这位女士而言不过是家常便饭。玛丽·安是一位矿工的女儿，于1832年在达勒姆郡出生。她曾当过护士，1852年嫁给了她第一任丈夫威廉·莫布雷。十年过去后，他们俩已有了八九个孩子，除了三个孩子活下来外，其余的小孩均死于一种常见的胃热病。"胃热"是一个通称，通常包括多种疾病，例如像伤寒、高烧等常会导致婴儿突然死亡的疾病，其症状与砷中毒的症状十分相似。

然而并非只有婴儿死于胃热病，莫布雷于1864年也死于该病，给玛丽·安留下了35英镑人寿保险，约合工人六个月的工资。丈夫死后，玛丽·安将剩下的几个孩子留给了她的母亲，于1865年和第二任丈夫乔治·沃德结了婚。这段婚姻仅维持了一年，以沃德去世告终。至此，玛丽·安又获得了另一笔人寿保险金。

随后，玛丽·安与母亲住在了一起，然而母亲一周后便去世了。1867年，在她返回达勒姆郡之前，她和第三任丈夫詹姆斯·鲁滨逊（James Robinson）结了婚。当剩下的三个孩子相继死亡后，鲁滨逊在玛丽·安让

他购买人寿保单时果断将她赶了出去。

玛丽·安在被赶出家门后，过了段无家可归的日子，继而又嫁给了弗雷德里克·科顿，她的第四任丈夫。实际上她已经犯了重婚罪。在他们结婚期间，科顿、他的妹妹以及他的三个孩子——有两个是与玛丽·安所生——全部去世。玛丽·安随后与她的一个旧情人约瑟夫·纳特拉斯（Joseph Nattrass）结了婚，同时还怀上了另一个男人约翰·奎曼宁（John Quick-Manning）的孩子。1872年，纳特拉斯去世。玛丽·安曾告诉官员说，她不会被继子查尔斯·科顿（Charles Cotton）"困扰太久"，这样她就可以嫁给奎曼宁了。

查尔斯死后，该官员给警察复述了玛丽·安所说的话，尸检中，法医在男孩的胃里发现了砷。于是纳特拉斯和玛丽·安的几个孩子被挖了出来进行尸检，结果发现所有人都死于砷中毒。调查人员因证据不足，仅指控玛丽·安用砷谋杀了查尔斯一人，但可以推断她其实用这种方式谋杀了21个人。媒体给她安上了"黑寡妇"的名号，1873年被判处了绞刑。据说行刑者的套索做得太短，不能弄断她的脖子，于是刽子手不得不压着她的肩膀生拉硬扯地完成这项工作，花了足足三分钟的时间才让她死亡。

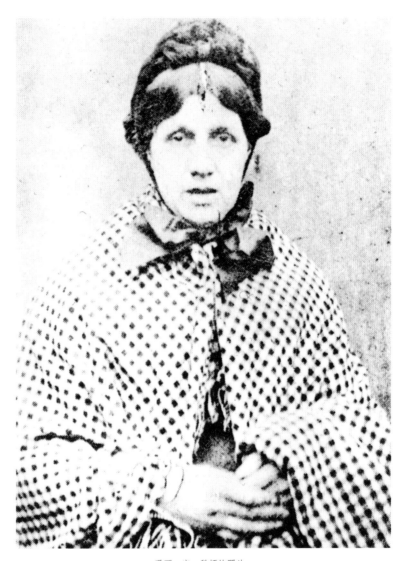

玛丽·安·科顿的照片。

火柴女郎

1888年，英国社会改革家安妮·贝赞特（Annie Besant）发表了一篇令人震惊的文章，文章聚焦在伦敦东区的一家火柴厂。在那里，十几岁的女孩被迫每天工作14小时以换取微薄的工资，还经常被工头打骂、克扣薪水。

更糟糕的是，她们持续暴露在致命的白磷中，这种化学物质通常添加在火柴里。这给她们中的许多人带来了毁灭性的疾病——"磷毒性颌骨坏死"。

贝赞特的文章标题为"伦敦的白色奴隶"，这不仅引发了读者对此事的愤慨，而且让火柴厂布梅公司（Bryant and May）的老板恼羞成怒。因为贝赞特在文章中完整披露了他们招揽火柴女郎的条件，其中很多女孩只有13岁。

女孩们要从早上6点半工作到下午6点，工作期间一直站立着，只能休息两次，而且上班时她们不允许说话或坐下来。根据年龄的大小，她们每周只能得到四到九先令的报酬。女孩们的收入中，有两先令付了房租，其余大部分都用来买食物，几乎顿顿都只能吃最便宜的面包、黄油和茶。

除此外，公司还无法无天地克扣薪水，这意味着女孩儿们不大可能拿完整的工资回家。女孩们弄掉了火柴、零星交谈，或者未经允许去上厕所都会被罚几便士，而且这种制度是强制执行的。另外，女孩们被告知在机器跟前"不要在意她们的手指头"，即便手指受了伤也不能停工，否则一旦让工头看到，则会招来工头的打骂。

由于用白磷制作火柴头，工厂里的工作变得相当危险。暴露在这种化学毒物中会导致颌骨坏死，俗称为"磷毒性颌骨坏死"。那些被此疾病折磨的人会出现牙齿剧烈疼痛、牙龈肿胀等症状，在黑暗中下巴还会发出诡异可怖的绿光。手术切除颌骨通常是挽救磷毒性颌骨坏死患者的唯一选择，因没有及时救治而导致患者脑损伤或死亡的事件在当时很常见。

布梅公司的老板要从该业务中收取22%的股息，因此他不仅拒绝接受贝赞特的调查，甚至试图强迫做火柴的女孩们签署文件，让她们作证贝赞特所撰写的都是子虚乌有的假新闻。但是工人已经受够了，决定进行罢工。这次罢工非常成功，取得了开创性胜利，布梅公司最终被迫给他们的工人提高工资和废除罚款办法。不过白磷还继续添加在英国的火柴里，直到1906年才出台相关法规，宣布禁用。在这条法规出台之后，这种疾病就完全消失了。

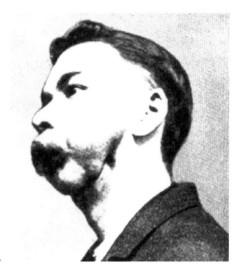

一名患有磷毒性颌骨坏死的工人。

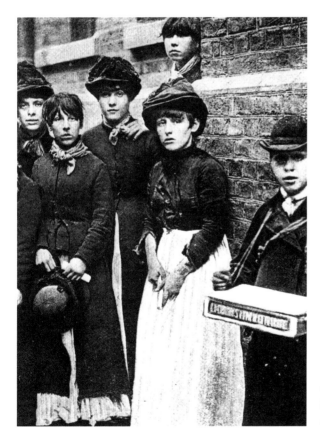

布梅公司火柴女郎的合照。她们的成功
罢工极大地鼓舞了许多被压榨的英国工
人的士气。

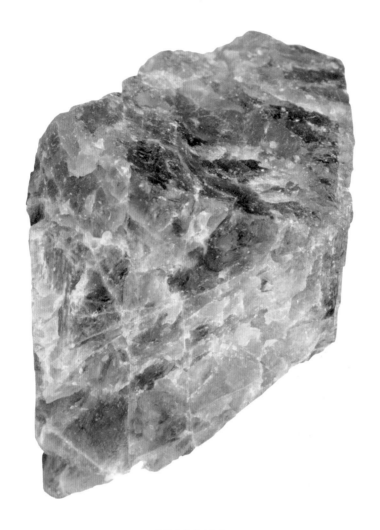

一块纯净的磷酸盐岩。

磷

磷是一种非金属元素，在生物圈内的分布很广泛，地壳中、海水中、动植物组织中的磷含量都很靠前，其化学符号为P，有白磷、红磷和黑磷等同素异形体。

简 介

有人提出磷其实最早是由12世纪时期的阿拉伯炼金术士分离出来的，直到1669年它才被重新发现。德国炼金术士亨宁·布兰德（Hennig Brand）曾猜测，因为磷在黑暗中能够发光，所以它也许就是传说中的哲人之石。为了提取磷，布兰德保留了50桶尿液直到它们开始繁殖蠕虫，然后将尿液煮沸熬成糊状，再用沙子加热分解出磷。19世纪00年代，爱丁堡的詹姆斯·伯吉斯·雷德曼（James Burgess Readman）开发了一种可以从磷矿石中提炼磷的熔炉，时至今日，人们还在用这种办法提炼磷。由于磷是第13号被发现的元素，而且还被用于毒药、炸药和神经毒气中，所以被冠以"魔鬼元素"的称号。磷可在空气中自燃，因此在肥料、火柴和烟火中也有广泛使用。英国人后来还把它放在燃烧弹里，在第二次世界大战和其他战争中派上了用场。白磷燃烧起来十分剧烈，它可以点燃诸如燃料之类的可燃物，还会粘在衣服、皮肤和人体组织上，并可能造成三度烧伤。

毒理作用

白磷曾在历史上化身为形态不同的毒药，其毒性极强，仅摄入几十毫克就足以杀死一个成年人。一些幸存者说，白磷中毒后人体所排泄的粪便会冒烟。由于磷含有不容易在肝脏中代谢的自由基，因此它会在体内积累。当积累到一定量，该毒药就会攻击患者的中枢神经系统，有很大可能导致肾脏、肝脏和心脏受损。此外它也可以被吸入——导致所谓的"磷毒性颌骨坏死"，或被皮肤吸收成为燃烧剂。遇到这种情况时，三度烧伤或多处器官衰竭就会随之发生。

中毒症状

急性中毒症状包括腹痛、腹泻、呕吐、虚脱、血尿、少尿等。慢性中毒症状包括成骨尤其下颌骨不良损害，伴有神经衰弱、呼吸不畅等。

治疗办法

没有针对磷中毒的特定解毒剂。用硫酸铜溶液洗胃可以帮助排出有毒物质，不建议引吐治疗。磷毒性颌骨坏死需要手术切除颌骨。

知名毒杀事件：

•在2008—2009年的加沙战争中，以色列军队在巴勒斯坦占领的加沙平民区投下了数枚含有白磷的燃烧弹，该区域有难民营和一所学校，许多儿童都躲在那儿。战争期间有1400多名巴勒斯坦人被杀，还有众多被磷烧到透骨的伤患。

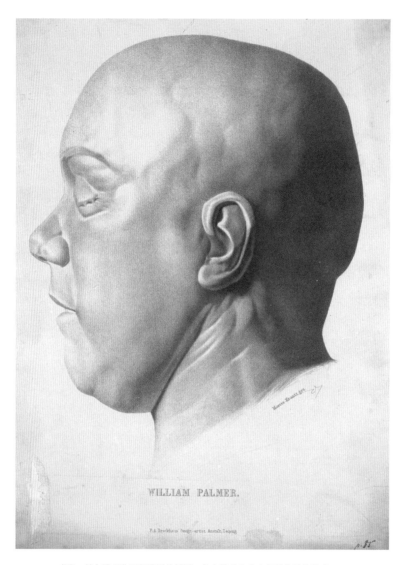

WILLIAM PALMER.

威廉·帕尔默尸体面部模型的插图。帕尔默的头发在行刑前已被剃光。

恶棍威廉·帕尔默

3万多名群众挤满了斯塔福德的街道观看处决威廉·帕尔默医生的现场，有些人为了确保自己占个观看的好位置，甚至不惜在雨中过夜。这位"毒药王子"帕尔默就是如此出名，他为了钱财不惜谋害人命。

1856年6月14日，帕尔默被实施绞刑，而用来处决他的刑具——绞索在完成使命后甚至被剪成小段作为纪念品出售。

帕尔默在伦敦圣巴塞洛缪医院获得外科医师资格后第一次给人下了毒：他在一场喝酒比赛中与一位嗜酒男子比拼，结果该男子回到家后就倒地身亡了。虽然当时有人怀疑他是中毒而死，但并没有实质证据。

此后不久，帕尔默在他的家乡鲁吉利开始执业，并娶了年轻的安·桑顿（Ann Thornton）为妻。值得一提的是，这位新娘有位相当富有的母亲。婚后，安的母亲来看女儿女婿，并把一笔钱借给了帕尔默。然而与这对夫妻共处了两个星期后，安的母亲就意外去世了。不过，安的母亲在遗嘱中只给了这对夫妇一点点钱，这令帕尔默无比失望。不久之后，他开始沉迷于赌马，将钱大笔砸到赌马上面。

帕尔默在赌马时，有一个伙伴名叫伦纳德·布莱登（Leonard Bladen），他在几个月内陆续借给帕尔默几百英镑。一晚，两人在帕尔默家中，布莱登身体突然剧痛，不久后身亡。同时那天他在赛道上赢得的钱也消失不见了。他的死因记录颇为奇怪，上面写着"骨盆受伤"。

之后，帕尔默的亲属们也接连死亡。帕尔默的妻子安生了五个孩子，但其中有四个还不足三个月就早夭了，帕尔默的一个儿子出生三天后就去世了，另一个则没活过七个小时。不过就当时的医疗环境而言，婴儿死亡是很普遍的事，这四个孩子的死因都被判为"痉挛"。现在人们认为，是帕尔默在手指上蘸了士的宁或锑，然后又抹上糖诱使婴儿吮吸。

帕尔默通过减少吃饭的人头节省了一些支出，但他仍然负债累累。他赌博成瘾，还一直过着入不敷出的奢侈生活，导致债务难以偿还，最终走上犯罪道路。帕尔默谋杀名单上的下一个目标是他27岁的妻子安。他事先为安购买了人寿保险，又在几个月后杀死了她，死亡原因被记录为当时在英国令数千人殒命的霍乱。摆脱了亲属关系后，帕尔默如愿以偿地过着无人拘束的单身汉生活。然而，安的保险单所换来的13,000英镑并不足以偿还他的债务。

在债权人的威胁下，帕尔默故技重施，又为他的弟弟沃尔特——一个声名狼藉的醉汉购买了人寿保险。接着，他又给一位熟识的农场工人买了保险。当沃尔特和农场工人都相继去世后，保险公司这才开始有所怀疑。两家保险公司均暂缓付款，并且展开了调查。可惜的是，后续调查没有实质性证据，帕尔默还是得到了保险费。

帕尔默的好运气不会持续太久。到了1855年，他已经债台高筑，而且债权人威胁他说要告诉他的母亲（这是他当时生活费的来源）。这个时候他还刚刚有了一个私生子。为了赚些快钱还债，帕尔默在赛道上花费了更多时间，并交了一个独立且富裕的朋友约翰·库克（John Cook）。一天，库克赢得了可观的赌马奖金（帕尔默像往常一样输得

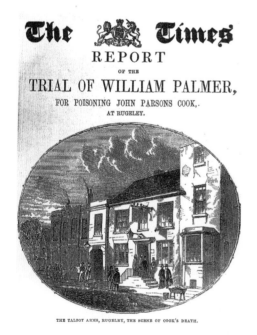

THE TALBOT ARMS, RUGELEY, THE SCENE OF COOK'S DEATH.

FROM THE SHORT-HAND NOTES TAKEN IN THE CENTRAL CRIMINAL COURT

塔尔伯特纹章旅馆，位于拉格利。约翰·库克于1855年在这里痛苦死去，验尸也在这里进行。

惨重），他和库克聚在旅馆一起为库克举杯庆祝，库克在喝了杜松子酒后，感到体内有烧灼感，随后倒地，开始呕吐。帕尔默作为一名医生，顺理成章地给库克进行治疗，喂他吃了三粒士的宁。库克吃完药后立即痛苦地大叫，大喊他无法呼吸，最终缩着身子死掉了。

杀害库克后，帕尔默盗领了库克的赌马奖金，并蓄意破坏库克朋友的有关调查。为此，他在工作时制造了与调查医生的偶遇，并调换了装在罐子里的证据——库克的一部分胃。因此医生在第二次验尸后，仍不能确定毒药是否就是导致库克死亡的原因。但是负责验尸的医生毫不掩饰对他的怀疑，直接说"死者丧命于威廉·帕尔默下的毒药"。

确凿的证据越来越多。安和沃尔特的尸体被挖出，他们发现安体内的锑含量很高。还有其他一些间接证据将帕尔默与犯罪联系起来。两名药商也作证说他们曾卖给帕尔默一些士的宁，但辩方陈述说在库克或安的胃中未发现这种毒药的痕迹。在庭审的上半场，能证明帕尔默有罪的证据不足。主法官甚至告诉陪审团，他认为医生是无辜的。

然而陪审团在收到一份诉讼后察觉到了异常，诉讼上说帕尔默为了避免因欠债而入狱，因此谋财害命。一小时后，他们认定帕尔默有罪。法庭判处帕尔默绞刑并立即执行。由于几乎没有确凿的证据可以给帕尔默定罪，该判决引起了极大的争议。然而当他被处决之后，可定罪的零碎证据出现了，例如帕尔默亲手开的士的宁和鸦片的处方。

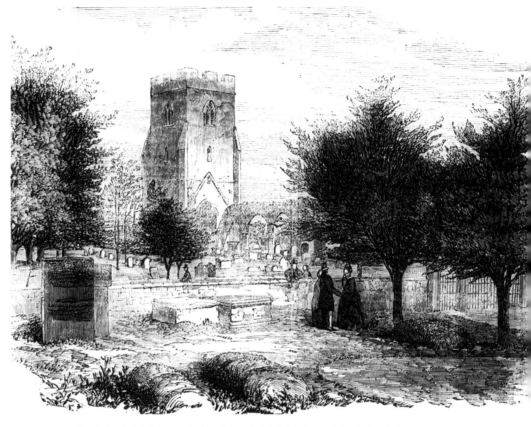

位于拉格利的圣奥古斯丁教堂墓地，约翰·库克和帕尔默家族的成员都埋葬在这里。

帕尔默被绑上绞刑架时，行刑者最后一次问帕尔默是否要认罪，但他依然否认。在他被绞死后，部分绞索被以每英寸5先令的价格售出，同时官方还以他的尸体为模具做了两个面部模型。然后他的尸体就被放入麻袋中，埋在监狱教堂窗户下面的万人冢里。当代作家查尔斯·狄更斯称威廉·帕尔默为"老贝利街有史以来最狠绝的恶棍"。帕尔默一生都在通过毒害朋友和家人来谋取钱财。

锑

锑是一种金属元素，人们以前会拿它来对付蠕虫，剂量过高会产生剧毒。锑的致死剂量为100~200毫克，它具有类似于砷的毒性作用。锑会使人体内的关键酶失活，并对红细胞造成破坏。急性锑中毒会引发胃肠炎，导致恶心、呕吐和出血性腹泻，接着就会抑制肾脏活动。锑中毒没有什么解药，不过可以先洗胃，再使用二巯丙醇加速有毒物质的排泄。有时也可以进行输血以补充被破坏的红细胞。

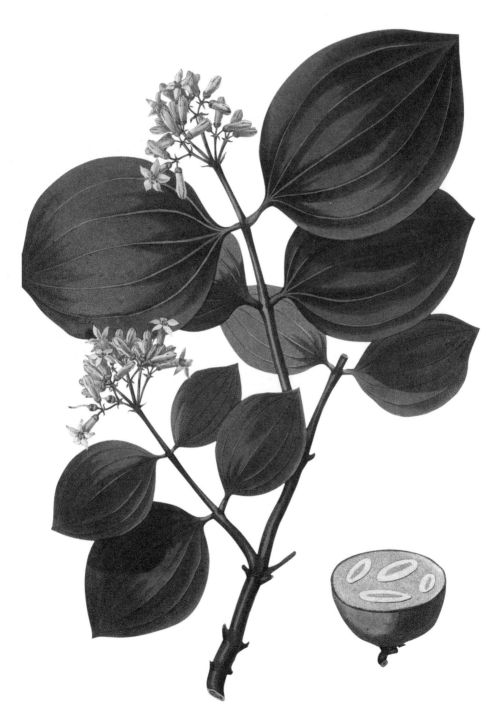

马钱子的局部图。

士的宁

士的宁是从马钱子中提取的一种生物碱。

简 介

士的宁最初是法国化学家于1818年在吕宋豆（Saint Ignatius' bean）中发现的，它广为人知的契机大概是因为它曾出现在阿加莎的小说中。在阿加莎生活的时代，士的宁可以轻易在药店买到，它既可以被制成老鼠药也可被做成药物用于治疗疾病。像英格里霍普（Inglethorp）夫人这种阿加莎时期的人物，就会将士的宁作为增进食欲的滋补药来吃。它被阿加莎写进她的小说中，估计是因为其会让小说中的受害者抽搐和窒息，从而让小说的这一幕更戏剧化。大多数记录在案的士的宁谋杀事件多发生在19世纪。与其他毒药相比，士的宁中毒算是少见的。几个世纪以来，士的宁更多的是被用来杀死动物。19世纪后期，少剂量的士的宁还被用作运动机能增强剂，因为它对脊髓和大脑皮质有一定兴奋作用，可提高骨骼肌的肌张度。

毒理作用

士的宁会影响一个人控制动作的能力，它会绑定在神经细胞之间发送信息的两个神经递质中的一个来达到此目的。这些神经递质中的一个（乙酰胆碱）告诉神经"开火"，另一个则（甘氨酸）告诉神经要"停止"。士的宁附着在甘氨酸感受器上，以此阻断了要求神经停止的信号。只要稍给一点刺激，就会致使神经持续运动。这就是一个人无法控制抽搐的原因。

中毒症状

士的宁会攻击受害者的中枢神经系统并导致肌肉同步收缩，尤其是在四肢、背部、颈部和面部会发生这种状况。这会导致受害者后背极度弯曲，面部肌肉紧绷，使其在死亡时呈现出苦笑的表情。死亡通常是由窒息造成的，因为士的宁会抑制一个人的呼吸。但是这一切发生时受害者还会存有意识，因为毒药还会刺激大脑，增强人的知觉。受害者死时会睁着眼睛，身体僵硬，维持着痉挛姿态。人们认为这是一种极度痛苦的死法。

治疗办法

如果在症状出现之前立即洗胃就有可能避免因士的宁中毒而导致死亡的情况发生。一旦出现症状，可以施用肌肉松弛剂和镇静剂，让受害者待在没有刺激的黑暗房间内安静休息，这样可以缓解抽搐。症状一旦得到控制，毒药就会在24小时左右排出体内。

知名毒害事件

•纳粹党卫军军官奥斯卡·迪鲁朗格（Oskar Dirlewanger）是一个有名的虐待狂和精神变态患者，他曾脱光犹太女囚的衣服并给她们注射士的宁，以观看她们抽搐致死的过程为乐。

氯仿杀手——托马斯·尼尔·克里姆

1892年，据说托马斯·尼尔·克里姆（Thomas Neill Cream）医生在纽盖特监狱（Newgate Prison）被绞死前说了半句遗言："我是杰克……"这简直是让人惊掉下巴的供认！

那位克里姆——因杀死多名妓女被判极刑的"兰贝斯投毒犯"——有没有可能就是开膛手杰克？克里姆可是一位在两大洲杀死了多名女性的虐待狂，说他是杰克也并非没有可能。

克里姆于1850年出生在格拉斯哥，从小在加拿大长大，并从蒙特利尔的麦吉尔学院获得医学学位，他的毕业论文是有关氯仿的研究。克里姆曾用氯仿对弗洛拉·布鲁克斯（Flora Brooks）实施了流产手术。他让她怀了孕，之后还差点用非法手术杀了她。布鲁克斯的父亲愤怒无比，坚持要让他俩结婚，克里姆在前往爱丁堡的医学院之前便照办了。克里姆给布鲁克斯留下了一些"治病的药剂"，据说她吃了后就死了，但没有进行任何尸检。

克里姆于1879年返回加拿大后，被指控谋杀了凯特·加德纳（Kate Gardener）。她既是他的病人，也是他的情妇。加德纳被发现死在他办公室后面的储物棚里，是被氯仿毒死的，而且还有身孕。

克里姆因此逃往芝加哥，在那里开了一家诊所，为妓女提供非法堕胎的服务。1880年，他被指控谋杀妓女玛丽·安·福克纳（Mary Ann Faulkner）。她死于克里姆助手的公寓里，尸检结果显示她死前刚做过堕胎手术。克里姆推卸给他的助手，指控是他搞砸了堕胎手术，法庭在当时判定克里姆无罪。

他之后又毒杀了他的一名患者丹尼尔·斯托特（Daniel Stott）。然后他说服了他的情人，也就是斯托特的妻子，让她指责是药剂师给斯托特开错了药。克里姆甚至给验尸官发了电报，举报是药剂师开错了药致斯托特死亡。这个做法反而提醒了验尸官这不可能是一起偶然的中毒事件，而是有阴谋。于是验尸官将克里姆的药喂给狗来进行检测，果不其然，15分钟后狗就死了。验尸官随即命令挖出斯托特的尸体，结果发现他胃中士的宁的含量足以杀死三个成人。

这条线索直接指向克里姆，他的情人朱莉娅·斯托特（Julia Stott）后来也选择在证人席上指证了他。于是克里姆再次踏上逃亡之旅，但是这次他被抓获了，以谋杀的罪名被判处终身监禁。十年后，他父亲的去世让他摇身一变成为有钱人。没过多久，克里

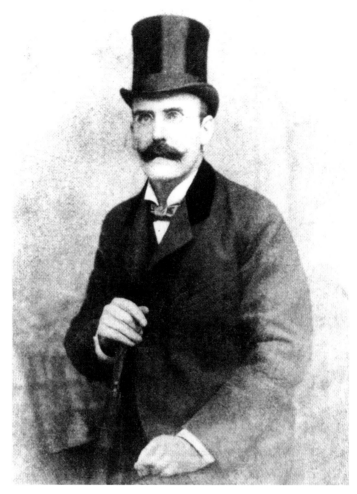

氯仿杀手——托马斯·尼尔·克里姆。

姆就被神秘地减了刑。1891年，他被释放了出来。

从伊利诺伊州乔利特监狱出来的邪恶瘾君子与十年前的衣冠楚楚的医生已是截然不同的样貌。他现在定期吸食吗啡、可卡因和士的宁，嘴里不住地谈论他对女性的憎恨和虐待。当他乘船到伦敦后，他便把这种憎恨付诸了行动。

克里姆开始在城东区的贫民窟里四处寻找目标。根据后来的一份警署报告所说，克里姆惯用轻率且漫不经心的话术来搭讪陌生人，并给他们展示他随身携带的色情图片。报告中写道："他一心专注在女人身上，仅仅谈论她们是远远不够的。"

克里姆以"尼尔博士"的名号开始毒杀伦敦贫民区兰贝斯的街头妓女。他的第一位受害者是19岁的埃伦·唐沃思（Ellen Donworth）。据报道，她于1891年10月13

日与"礼帽"（俚语，指的是戴着大礼帽的绅士）相遇，两人分享了一杯饮料，两天后埃伦就死于士的宁中毒。案发后，克里姆采取了一个非同寻常的举动——他给验尸官写了封信，信上说他希望以30万英镑的价格卖出凶手的信息。

接下来是妓女玛蒂尔达·克洛弗（Matilda Clover），她与克里姆见面后的第二天就去世了。尽管她的死因被诊断为酒精中毒，但克里姆仍然写信给救治克洛弗的医生，指控医生毒死了克洛弗，要想让他不说出来的话就要给他封口费。但是医生并不接受他的威胁，而是把这封信交给了警察。

犯了谋杀罪后，克里姆以探望亲戚的理由回到加拿大，在那里他经常来往于妓院，还购买了大量的士的宁丸。在返回伦敦的船上，克里姆因为喝太多威士忌搞得醉醺醺的，还不断向人吹嘘伦敦的妓女有多便宜，

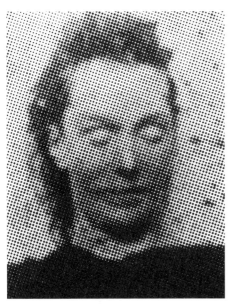

图中女性为伊丽莎白·斯特里德（Elizabeth Stride），她被开膛手杰克残忍杀害。

说他"一先令"就能约一个。这番酒后的胡言乱语让其他乘客都对他避之不及。

1892年4月，克里姆回到伦敦。在这一时期他试图谋杀妓女卢·哈维（Lou Harvey），但是并没有成功，因为哈维把他给的药丸全扔进了泰晤士河里。在这之后他接连杀了两名妓女，艾丽斯·马什（Alice Marsh）和埃玛·施赖维尔（Emma Shrivell）。他给了两个妓女一瓶掺了士的宁的健力士黑啤，从而杀死了她们。

之后，克里姆又约见了一位来自纽约的侦探。这位侦探读过了被称之为"兰贝斯毒杀犯"的谋杀案件材料，发现这个医生值得怀疑，因为他对每个案件都了如指掌。克里姆在见到侦探后，还将侦探带到了他在兰贝斯的各个犯案现场，这足以使侦探向他在苏格兰场的同事暗示克里姆很有可能就是杀手。

而此时苏格兰场的侦探一直在试图追踪一位匿名的勒索者，这位勒索者曾写信勒索知名人士的钱财，威胁他们不给钱的话就说出"兰贝斯毒杀犯"的身份。当然，犯人就是克里姆自己。

克里姆是开膛手杰克吗？

克里姆实际上可能是臭名昭著的开膛手杰克的猜想成了新闻头条，一下子引起了轰动。这种说法有什么真实性吗？可以将他俩联系在一起的证据是：这两个男人都是厌女症，都在伦敦东区实施谋杀，并且都很享受杀害妓女带来的快感。然而，在1888年开膛手杰克犯案最多的时期，克里姆正在乔利特监狱里待着，这让克里姆有了铁一般的不在

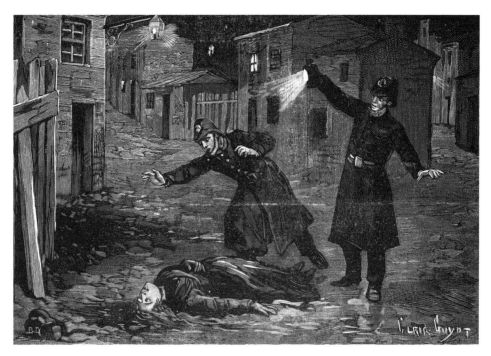

在东区找到了另一个被开膛手杰克所杀的受害人，警察的手电筒光正照在尸体上。

场证明。但是一些阴谋论者提出克里姆贿赂了监狱看守，把他换成了一个同自己相貌相仿的人，实际上他去伦敦的时间要比记录所写的早好几年。不过这仍然是无法证实的猜想。

最终，决定性证据是克里姆写的勒索信件，信中说道和妓女的见面，以及以前在美国因下毒谋杀的入狱时间，这些都是毒杀犯才会清楚的独家信息。1892年10月，克里姆因谋杀四名妓女而被判处绞刑。在行刑之前验尸官给他读了一份可能来自开膛手杰克的信。信里说克里姆是无辜的，应该被释放。克里姆听后歇斯底里地大笑起来。这样一来，那么克里姆所说的"我是杰克……"该如何看待？有一种猜测认为，克里姆当

时已经失去了对身体机能的控制——受绞刑确实会产生这样的副作用——可能他当时大喊的是"我在射精"，不过是人们听错了而已。

对克里姆的记述

克里姆死后，对他的记述在加拿大医学会杂志上发表：

"他（克里姆）是一个'毒鬼'，这可能是使他成为谋杀惯犯的一个因素。他的淫荡习性和吸毒爱好使他失去了一切道德义务感。他变成了一个酒鬼色徒，一个虐待狂，整日无休止地沉迷于毒品，并利用自己的医学知识杀害了不幸的人。如果不是那些被误导的善良的好事者把他从乔利特监狱放出来的话，后面的灾难就不会发生！"

氯 仿

氯仿是一种无色透明液体。氯仿也叫作三氯甲烷，常用作麻醉剂。

简 介

氯仿是19世纪30年代初期分别在美、法、德三国发现的，紧接着就出现了第一批关于滥用氯仿的报道。牙医霍勒斯·威尔斯是第一位在手术中使用一氧化二氮的美国人，据说他沉迷于氯仿，甚至因此完全改变了自身的性格。1848年，他在纽约往一个路人身上泼了酸，因此进了监狱，后来便在狱中自杀。1847年，苏格兰一位患者在接受外科手术期间被施了麻醉剂量的氯仿，麻醉效果很好。1850年，维多利亚女王在氯仿麻醉剂的帮助下生了她最后的两个孩子。

不过除了治病救人外，氯仿也会被误用：1848年，一名15岁的女孩使用氯仿去除感染的脚趾甲，不想却死于氯仿中毒。一些人会将氯仿作为麻醉剂滥用，或者用它自杀。到了20世纪，犯罪分子已经发现氯仿可以使他们的受害人失去知觉，而且较高剂量的氯仿能够很容易杀死一个成年人。20世纪30年代后，当毒性较小的麻醉替代品开始应用后，氯仿作为麻醉剂的用途就大大减少了。

毒理作用

氯仿可通过肺、胃肠道甚至皮肤进入人体。一旦摄入，氯仿会被迅速吸收并分布到身体的各个器官上。这会导致中枢神经系统受到抑制，呼吸频率发生变化，心跳不规律，发生肠痛并损伤肾脏和肝脏。长期暴露在氯仿中会导致血液、肾脏和肝脏受到严重损害。即便只有10毫升的氯仿，也足以杀死一个成年人。

中毒症状

氯仿中毒的症状包括头痛、恶心、呕吐、易怒、精神错乱、欣快、兴奋，之后会进入麻醉状态，呼吸停止、心脏病发作、昏迷，然后死亡。由氯仿引起的神志不清通常会维持几分钟，具体取决于剂量的大小。难以计算安全剂量和对器官的副作用是氯仿不再受到青睐的两大主要原因。

治疗办法

眼睛和皮肤接触到氯仿可以使用温水和盐溶液进行清洗。如果吸入，可以吸氧缓解，如果食入，N-乙酰半胱氨酸（NAC）药物可以帮助阻止毒药对肾脏和肝脏的损伤，从而避免死亡的发生。

知名毒害事件

•美国人亨利·霍华德·霍姆斯是19世纪的一个诈骗犯，同时他是美国有名的连环杀手。他会在自己特别建造的谋杀城堡中用氯仿进行谋杀，然后领取受害者的人寿保险。

•1900年，美国慈善家威廉·马什·赖斯被他的贴身男仆谋杀，后者这个男仆与赖斯的律师联合密谋偷窃他的财产。男仆趁赖斯睡觉时用氯仿杀死了他，银行在把赖斯遗产转给赖斯律师前产生了怀疑并第一时间报警处理。不久之后，他俩谋财害命的阴谋便被戳穿了。最终，赖斯的财产被用来在德克萨斯州建立了赖斯大学。

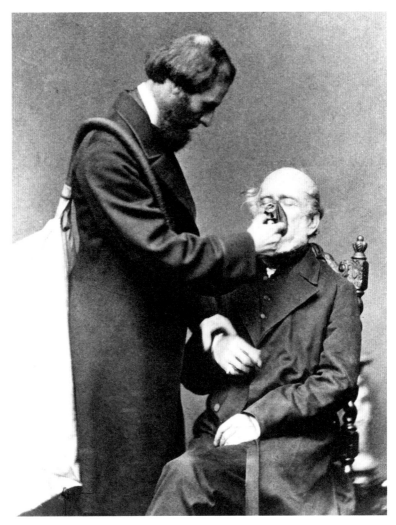

约瑟夫·克洛弗（Joseph Clover）医生用"克洛弗氯仿装置"来对病人施用氯仿。

第五章
20世纪的毒药

到了20世纪，各国政府明令禁止公开销售砷之类的有毒物质，这让人们很难像从前一样轻易地买到传统毒药。

此外，毒检技术也有极大地进步，让投毒者不敢轻举妄动，也间接地让当时主流的毒药退出历史舞台。

到了20世纪，毒药研发领域有一个明显趋势，即政府开始投入巨额资金用于毒药研发与制造工作并将新型毒药投入战争中。许多毒药都是因为有相应的社会需求而被研发出来的，例如杀虫剂和除草剂，人们利用它们杀死有害动物和有害植物，从而增加农作物的产量。而在政府的秘密实验室中，这些用来杀虫子、杀老鼠的物质被发现具有极强的毒性，继而被改造、研发成新型毒药。如果被有心人士胡乱地投放，它们能够毁灭整个城市。

1916年，德国军方开发的硫芥子气，又名芥子气，曾在第一次世界大战中发挥了可怕的作用。这种气体会让中毒者罹患一级烧伤、毁容和致盲，就算他们幸存下来，患癌的概率也相当大。

在第二次世界大战期间，德国再次生产了工业毒剂。这一次，他们在纳粹集中营使用了一种名为齐克隆B的氰化物化学药剂毒杀了无数人。战争结束时，纳粹最高指挥官希特勒为了不被敌国俘获，便用氰化物自行了断。

1946年，一群来自立陶宛维尔纳贫民窟的犹太人游击队将砷走私到了德国，用来毒害正在等候审判的前纳粹监狱看守。据说这帮犹太人在3000块黑面包上涂抹了砷，虽说该计划在很大程度上失败了，但是仍有超过2200人中毒。

在20世纪，投毒者成为杀伤规模最大的罪犯群体。工业规模的毒剂生产使他们能够对受害者进行大规模的"惩罚"。1978年，在圭亚那的琼斯镇，美国牧师吉姆·琼斯下令让他的900多名信徒服毒自杀。在1995年的在一个早高峰时段，邪教领袖麻原彰晃派几名教徒在东京地铁上释放了数个沙林毒气包。

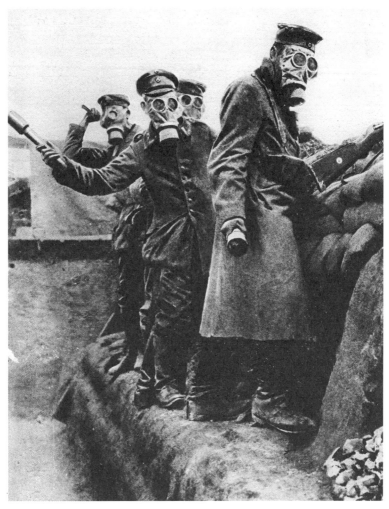

德国士兵在战壕中戴着防毒面具，拿着手榴弹。氯气、光气和芥子气是第一次世界大战中的三大主要化学武器。

诛杀格里戈里·拉斯普廷

格里戈里·拉斯普廷是俄罗斯历史上为人所熟知的"癫僧"，他是一个对性和酒精有着无限欲望的神秘主义者，他巴结皇族，并能够在多起针对他的谋杀行动中活下来。

拉斯普廷出生于1869年，年轻时原本是西伯利亚地区的一个无赖。后来成为一个流浪的神秘主义者和癫僧，再后来就挤进了沙皇的罪恶社交圈子，并成了其中的重要一员。当时的一位牧师将他介绍给了沙皇尼古拉和他的妻子亚历山德拉，他给这对皇室夫妇留下了深刻的印象，就这样，原本5分钟的引荐活动持续了1个小时。并且拉斯普廷很快就被邀请到皇宫做客。

在那儿，拉斯普廷通过祷告"治愈"了

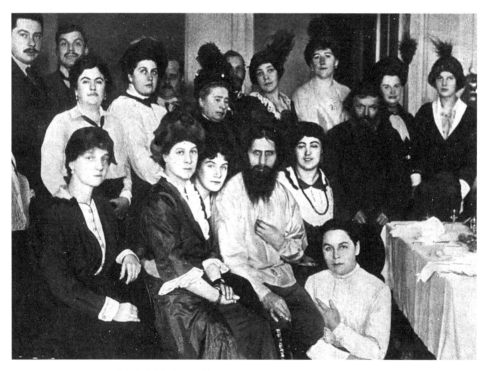

拉斯普廷被他的一些女性追随者所包围，他的许多情事都是传奇。

王子阿列克西的血友病，这让皇室的人们大为惊异。奇迹之所以发生，也许是因为拉斯普廷禁止了所有医生使用阿司匹林。阿司匹林在当时被普遍认为是可以治愈所有疾病的血液稀释剂。之后，拉斯普廷便成为皇家随行人员中不可或缺的一位。

拉斯普廷对皇室的影响招致了许多俄罗斯高级官员不满。有传言称他不仅向沙皇提供政治上的建议，还与亚历山德拉有染，并且策划了圣彼得堡的霍乱疫情，企图谋反。拉斯普廷对各阶层女性的性欲可称得上是个传奇，不过亚历山德拉对他的不忠行为却不予理会，还说："他有足够的精力在女人中周旋。"

这一切对于沙皇尼古拉侄女的丈夫费利克斯·尤苏波夫来说简直太过分了。尤苏波夫断定拉斯普廷是一个必须除掉的祸患。为此他以美貌的妻子为诱饵，邀请拉斯普廷到他的宫殿参加聚会。根据尤苏波夫的回忆录（这是唯一有关拉斯普廷死亡信息的记录文件）中所记载，他们用一盘掺了氯化钾的蛋糕招待拉斯普廷，拉斯普廷吃下了蛋糕的同时还喝了些加有氰化物的葡萄酒。然而令尤苏波夫惊讶的是，这种毒药似乎对拉斯普廷并不起什么作用。

眼见毒药没什么用，尤苏波夫便使用左轮手枪射杀拉斯普廷，但拉斯普廷并没有死，他忽然苏醒过来，威胁要攻击尤苏波夫，并趁机挣脱开来，逃到庭院中。尤苏波夫和他的同谋在庭院里继续射杀他，但他仍然没有死。后来拉斯普廷的尸体在涅瓦河被人发现。

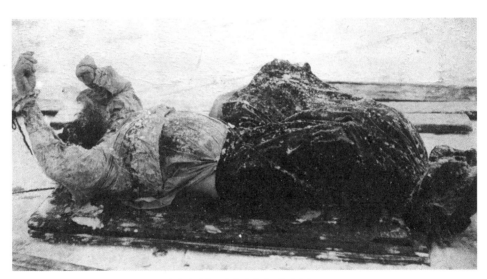

拉斯普廷的尸体被从涅瓦河拖了出来。

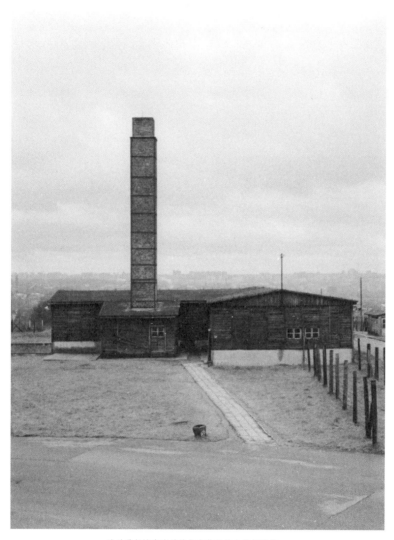

波兰马伊达内克纳粹集中营里的火葬场建筑。

氰化物

氰化物特指带有氰基（CN）的化合物。氰化物作为有毒物质通常为无色气体氰化氢（HCN），或结晶的氰化钠（NaCN）和氰化钾（KCN）。氰化物天然存在于木薯和一些水果的种子以及果核中，苹果、杏子和桃子中都有。火和香烟在燃烧中会散发出氰化物，常被用于制造合成材料。

简 介

氰化物被认为是与砷和士的宁并列的三大有毒物质之一。古埃及人知道它的存在，并将其称为"死亡桃核"。氰化物作为气体使用时最致命，氰化氢化合物齐克隆B曾在二战中被用来杀害了纳粹集中营里的100万名囚犯。当时，因犯们被告知要脱衣服洗澡除虱，然后他们就被赶到伪装成公共淋浴间的专用毒气室中。纳粹将丸状的齐克隆B通过屋顶上的一个小孔放入毒气室内，湿气和人体散发的热量会导致其释放出氰化氢气体。大约一个小时后，毒气室里的人全部死亡。纳粹领导人为了避免被苏联红军抓获，便在柏林服下氰化物胶囊自杀。1978年，圭亚那琼斯镇的900多名成员喝了掺有氰化物的风味饮料自杀身亡。

毒理作用

氰化物通过抑制人体细胞的氧化过程起作用，它会通过干扰人体的酶来阻止红细胞吸收氧气。当细胞缺氧时，氰化物的绞杀过程就开始了。氰化物的起效速度极快，以至于还没出现任何症状，死亡就降临了。

中毒症状

急性氰化物中毒的症状有头晕、头痛、恶心、心率增快、意识丧失、痉挛、肺损伤、呼吸衰竭、意识模糊，最后昏迷死亡。氰化物的致死剂量可低至300毫克左右固体氰化物，或100毫克左右氰化氢。不论是摄入或吸入都会在20分钟内导致死亡。

治疗办法

由于氰化物起效飞快，因此有效的治疗取决于解毒剂的释放速度。氰化物解毒剂包括亚硝酸异戊酯、亚硝酸钠和硫代硫酸钠。

知名毒害事件

•20世纪50年代后期，克格勃特工博赫丹·斯塔辛斯基（Bohdan Stashynsky）刺杀了乌克兰民族主义领袖列夫·雷贝特（Lev Rebet）和斯蒂芬·班德拉（Stephan Bandera），他们所使用的凶器弄破了他们提前准备好的氰化物胶囊，释放出毒气，成功杀死了目标人物。

•1982年，芝加哥有7人死于几盒掺有氰化物的止痛药泰诺。下毒者一直未被发现，不过该事件确实促进了防篡改包装的发展。

•2013年，津巴布韦的偷猎者将用于金矿开采的氰化物倾倒在了一个水坑，杀死了300多头大象和众多其他野生动物。几个人食用了被污染的肉后也毒发身亡了。

希特勒之死

1945年4月30日，在阿道夫·希特勒藏身的掩体中，有一则消息从电话接线员那里传来——德军未能突破苏联军队对柏林的包围。

希特勒所谓的"千年帝国梦"终究无法实现了。希特勒和他的妻子爱娃·布劳恩，以及他的高级指挥官为了不被敌人俘虏，选择用氰化物自尽。

希特勒听到德国军队战败的消息后，平静地与纳粹党党务领导人马丁·博尔曼交谈了几句，并与副官奥托·君舍握了握手，他告诉君舍，德国士兵现在都不必对他效忠了。交代几句之后，希特勒和他的妻子爱娃之后便关上了书房的门。君舍告诉外面的人不要打扰他们。

地堡中的每个人都沉默、紧张地等待着。终于，里面传出一阵骚动。保镖罗胡斯·米施（Rochus Misch）打开了书房，看到了里面的景象："我的目光首先落在爱娃身上。她双腿抬起坐着，头倾向了希特勒那边，她的鞋子在沙发下面。在她旁边……是死去的希特勒。他的眼睛睁着，盯着前方，头微微垂了下来。"

希特勒和爱娃都咬破了装着氰化物的安瓶瓶，希特勒还在自己脑袋上开了一枪。他们的尸体从元首地堡的后门被运出，他的副官海因茨·林格按照希特勒的指示将尸体浇上汽油烧掉了，"绝对不能让我的尸体落入苏联人的手中。他们会拿我的尸体在莫斯科做个展览，然后放在蜡像馆里。"

希特勒死后，他的高级将领也开始走上自杀的道路。新任总理约瑟夫·戈培尔和他的妻子玛格达（Magda）将他们的六个孩子关进卧室里，给他们注射吗啡，强迫他们用牙齿咬住装了氰化物的安瓶瓶。玛格达从房间出来后哭泣着，坐在桌子旁耐心等待。5月1日，这对夫妇走出地堡，咬破氰化物安瓶瓶自杀。

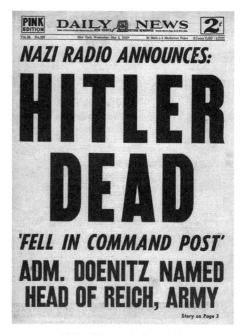

《纽约日报》1945年5月2日头版。

在第二次世界大战欧洲战场结束前的最后几天，数十名更高级的纳粹分子和重要的德国将军相继自杀。大屠杀的主要构建者海因里希·希姆莱和纳粹党政军领袖赫尔曼·戈林在被盟军俘房后都用氰化物自行了断。

5月3日，苏联军队进入元首地堡，发现了戈培尔六个孩子的尸体，他们可怕的脸色就是氰化物中毒的证据。不久后，他们还在纳粹集中营发现了将近100万具死于氰化物的尸体。

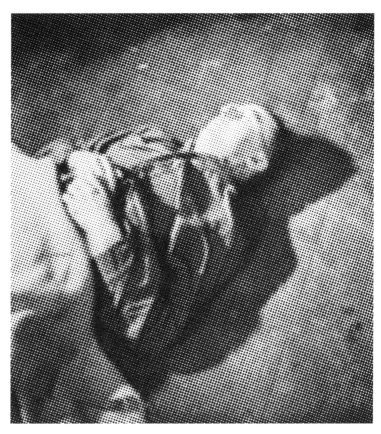

海因里希服下氰化物自杀后的尸体照片。据说拍这张照片时，他刚死了十五分钟。

艾伦·图灵的悲剧

1954年6月8日，艾伦·图灵被发现死在床上。图灵是位数学天才，也是"谜团"（恩尼格玛密码机）的破解者和计算机科学的先驱，但这位天才却用氰化物结束了自己的生命。

人们在他的尸体旁边发现一个只吃了一半的苹果，苹果上涂满了毒药。不过有些人认为图灵并非自杀，而是出于事故，甚至有人猜测他是被人谋害而死的。

艾伦·图灵是一位受人尊敬的数学家，20世纪50年代初期他在曼彻斯特大学从事有关人工智能理论的开创性工作。很少有同事能够想到图灵是负责发明"炸弹"解码机的人，那是破译"谜团"的革命性机器。恩尼格玛密码机是纳粹在第二次世界大战期间发送战斗命令的编码机器。人们认为根本不可能有人能够破解"谜团"密码，直到图灵创造了"炸弹"解码机，这才使反法西斯盟军能够在随后的许多战役中拦截敌方消息，包括很关键的大西洋战役的相关消息。

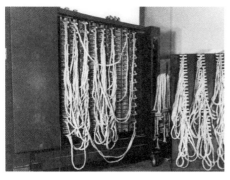

"炸弹"解码机的背面照。

据说"谜团"的破解使战争提前两年结束，挽救了数百万人的生命。

图灵是一位幕后英雄，因为他破解"谜团"的工作被要求高度保密，不能对外人谈起。此外，由于图灵的同性性取向，他已经被当局认为是个安全隐患。因为在当时同性恋是一种犯罪，当局担心图灵会因性取向而被人勒索泄露国家机密。

图灵同性恋的身份被暴露出来是因为有次他遭到了入室盗窃，他向警方解释说，他认为他的男性恋人可能就是盗窃犯。警察听后逮捕了图灵，并以严重猥亵罪指控了他。图灵接受了激素疗法，以此代替坐牢。这种疗法旨在减少性欲（力比多），在一年的时间内注射雌激素。这种疗法导致图灵体重增加、乳房发育并且阳痿。

是不是情报部门杀死了图灵并伪装成自杀？图灵是否因自己的性取向不被世人允许和被迫治疗而沮丧到亲手了结性命？还是说这只不过是他在自己房间里用氰化物进行的众多实验之一，结果出了岔子？无论是什么原因，图灵的死都是一场悲剧。2017年1月底起正式生效的《图灵法案》实际上就是英国政府向1967年前所有因同性恋倾向而被定罪的人的一次正式道歉。

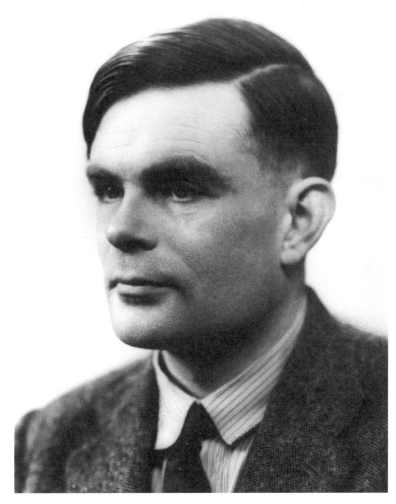

数学家艾伦·图灵的照片。

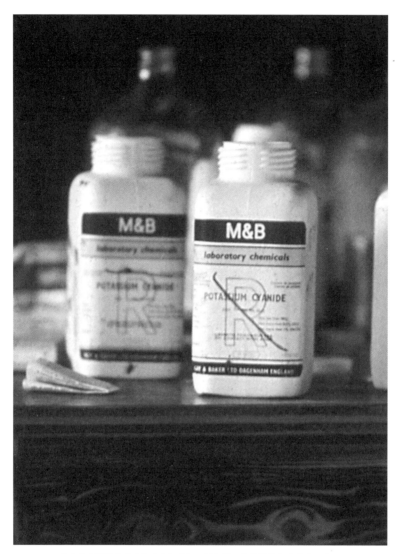

警方在琼斯镇发现了许多瓶氰化钾，图中展示的就是其中发现的几瓶。

琼斯镇大屠杀

1978年11月，邪教"人民圣殿教"领袖吉姆·琼斯的追随者被召集到圭亚那琼斯镇举行"白夜"紧急行动。

传教士吉姆·琼斯于20世纪50年代在印第安纳波利斯创立了人民圣殿教。最初，他的教派致力于建立一个以多种族主义为核心的新社区，这对于美国种族隔离时代而言，绝对属于一个高度进步的观念，于是成千上万的人决心追随具有超凡魅力的琼斯，此外，他的慈善行为吸引了近千人到教堂里听他传经布道，激昂的演讲方式和强劲的诡辩技巧让听众为之痴狂。到了20世纪70年代，琼斯在旧金山建立了总部，并成为政界和新闻界都尊敬的教会人士。琼斯还在加州小镇尤凯亚之外为自己的追随者建立了定居点，他认为那里是为数不多的几个能躲过即将发生的核毁灭的地点之一。

琼斯在公众中享有很高的知名度，但是关上教区的大门后，他就是另外一个人了。在那里，他的追随者遭到殴打、勒索，受到惯常性侮辱，并被迫将其财产和金钱全都移交给琼斯。他鼓励家人之间互相监视，并给黑人信徒洗脑，告诉他们如果叛教的话就会被强行关押在政府集中营里。后来，为了逃避涉嫌财务欺诈以及对追随者实行性虐待和身体虐待的指控，他将自己的教会搬到了圭亚那，建立了一个名为"琼斯镇"的乌托邦公社。

1977年，大约有1000名人民圣殿教成

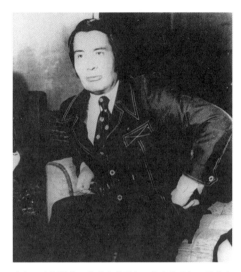

吉姆·琼斯曾是一位基督教牧师，他自称先知，并越来越痴迷于权力和控制。

员从美国移居到琼斯镇公社。在偏远丛林中，教会成员们每周有六天从早上6点30分到下午6点都在土地上劳作，然后参加琼斯的夜间讲座。讲座内容包括"美好社会"知识、"革命"知识和圣殿的敌人相关知识，而这些敌人通常包括叛逃的前追随者和代表"资本主义"的美国政府。尽管琼斯的银行账户上有几百万美元，但信徒却被苛待，忍受着精神与肉体的双重折磨。据说有些成员一直在抵抗教会的洗脑，试图联系美国新闻界和政府。

1978年，琼斯开始沉迷于嗑药，并陷入了"中央情报局将对琼斯镇进行猛烈袭击"的想法不可自拔。于是他开始谋划"白夜"紧急事件，进行"革命性自杀"的彩排。

风味果汁

琼斯镇风味果汁中含有氰化钾、氯化钾、瓦勒姆镇静剂、盐酸异丙嗪以及水合氯醛。氯化钾会导致心脏骤停，美国监狱中常将其用于处决死刑犯。至于镇静剂，我们几乎可以肯定它是用于减轻氰化物的猛烈毒效，因为氰化物会让人极其痛苦地死去。一旦摄入后，氰化物便可阻止人体细胞利用氧气制造能量分子，从而导致细胞能量匮乏，使心脏和呼吸发生衰竭，在此期间，受害者只能进行不规律的呼吸。肢体痉挛和身体抽搐随之而来，受害人的脸通常会呈现出极度扭曲的笑容，称为"氰化骇笑"（cyanide rictus）。琼斯镇有七具尸体没有出现"氰化骇笑"，但这并不意味着他们的死亡过程是平静的。在琼斯最终布道的音频录音中，可以听到后台有垂死者的痛苦尖叫声。

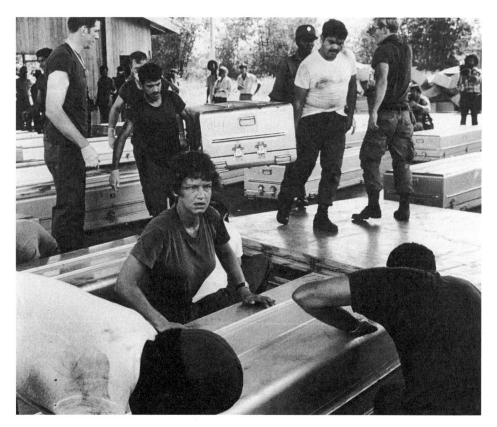

当地政府派人赶忙到琼斯镇为900多人收尸。死者被找到时大多面部朝下，已经开始腐烂了。

1978年11月，美国国会议员里奥·瑞安（Leo Ryan）率领一个由记者和教派叛逃者组成的代表团，打着教徒亲戚的名号前往圭亚那调查琼斯镇。琼斯本来规划那天要进行现场音乐和庆祝活动的彩排。但到了当天，琼斯却以相当消瘦凄凉的形象出现了。很显然，琼斯身患疾病并染上了毒瘾，他向新闻记者蒂姆·赖特曼（Tim Reiterman）大肆宣传他的阴谋论和殉难说。赖特曼后来写道："当看着他呆滞的眼神，听着那些疯狂的妄想，实在是太令人震惊了。然后我意识到，包括我们在内的近一千条性命都被他捏在手中。"

第二天，瑞安与几个叛逃者一起离开琼斯镇时遭到了袭击。袭击活动发生在附近的简易机场，武装起来的琼斯镇成员乘坐拖拉机向国会议员的包机扫射，包括国会议员瑞安在内的五人在袭击中身亡。与此同时，琼斯本人回到了镇上，在大厅里聚集了他的追随者，告诉他们国会议员已经被杀了，政府将会对他们发动攻击。然后他下达了命令，要求其追随者实行"革命性自杀"。

琼斯要求追随者中的孩子父母和护士用注射器将混有氰化物镇静剂的风味果汁滴入儿童的喉咙中。接着，琼斯让成年人喝下塑料杯中的毒药。然而事后调查发现有些成员的手臂上有穿刺的痕迹，这表明毒药其实是被强行注射到他们体内的。手持弓弩和枪支的警卫包围了整个大厅，以确保琼斯的命令得到执行。琼斯本人则死在了枪下。

1978年11月18日，琼斯镇900多人死亡。这是9·11事件发生之前，在非自然灾害中美国平民丧生最多的一次，有276名受害者都是儿童。

氰化钾

氰化钾是一种无机化合物，化学式为 KCN，剧毒。琼斯拿到珠宝商的牌照后弄到了一批氰化钾，声称说他需要这种化学物质来清洗黄金。接着琼斯就命令琼斯镇的一名医生来测试这种毒药对猪所产生的效果。根据该医生的一份备忘录显示，微量氰化钾就会杀死一头体型较大的猪。比氰化钾更致命的是氰化氢，它是纳粹高级指挥官服用的自杀药中的主要成分。高剂量的氰化氢可以在几秒钟内杀死一个成年人。

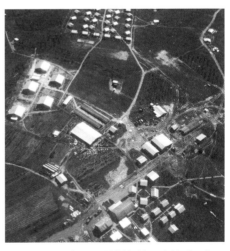

圭亚那琼斯镇大厅周围的航拍照片，到处都是尸体。

CRIPPEN.

THE ARREST.

COLLAPSE OF MISS LE NEVE.

INSPECTOR DEW'S DISGUISE.

DRAMATIC SCENE.

CAPTAIN KENDALL'S FULL NARRATIVE.

Dr. H. H. Crippen and Miss Ethel Le Neve were arrested in the Montrose at 9.30 yesterday morning (2.30 p.m. Greenwich time). They were described in the police notice as, "Wanted for murder and mutilation."

Scotland Yard at 4.5 p.m. received the following message from Inspector Dew, who had formally identified them:—

Crippen and Le Neve arrested. Will wire later.—Dew.

This wireless pursuit of Crippen is due alone to the acumen, astuteness, and ability of Captain Kendall, of the Montrose, whose exclusive messages to the "Daily Mail" have been a triumph of detective journalism.

Inspector Dew and the Canadian police were disguised as pilots when they boarded the vessel. Crippen betrayed anxiety as the boat approached, and was taken quite unawares when the police accosted him. Miss Le Neve almost collapsed.

Both were subjected to a lengthy examination by Mr. Dew, and it is understood that Crippen admitted his identity, and said that he was glad that the suspense was over. Several diamond rings were found in his possession.

He is charged with the murder and mutilation of his second wife, Mrs. Cora Crippen, known as Belle Elmore on the music-hall stage. The circumstances of the case are fully told on the next page. The Montrose carried him and the police on to Quebec yesterday. According to cablegrams, he will be sent back immediately.

THE ARREST.

(From Our Special Correspondent.)
FATHER POINT (via Rimouski).
Sunday Afternoon.

The long arm of British law reached its goal at half-past nine this morning, when two miles out in the River St. Lawrence Inspector Dew, of Scotland Yard, disguised as a pilot, pointed his finger confidently at a little man pacing the deck of the steamer Montrose

to see that he was having a difficult time over his rôle as pilot, and itched to assert himself as an officer of the law.

Captain Kendall, Chief Constable McCarthy, and Inspector Dew chatted at the companion way. Detective Denis and Gaudreau turned forward to the wheelhouse.

Dr. Stewart and "Robinson" were walking up the deck. "Robinson" passed so close to Mr. Dew that the latter could have touched him. Still not a move was made. Inspector Dew was sizing up his quarry carefully—pitilessly. There could be no mistake. "Robinson" coughed slightly and turned towards the captain as though to ask a question. He was perfectly unconscious of the true state of affairs.

"Captain ——" he said almost jovially, tilting his grey hat to the back of his head. But that was all. His face became a blank; his knees shook together; and his arms went up as though to protect himself.

"I want to see you below a moment!" said Mr. Dew, with his characteristic lisp.

Then turning to Chief Constable McCarthy, he said, "That is the man!"

"I arrest you in the name of the King!" said Mr. McCarthy. "You are my prisoner! Anything you say will be taken down in writing and will be used against you at your trial!"

The passengers and crew, knowing for the first time that something out of the ordinary was going on, commenced to collect. Mr. McCarthy hustled his prisoner, not unkindly, down below.

As they were descending the narrow ship's stairs, Crippen said, "Have you a warrant? What is the charge?" Mr. McCarthy produced his authorisation for making the arrest—given him by Judge Angers, of Quebec.

Crippen grasped it before the Chief of Police could prevent him, and read it greedily. "Murder and mutilation!" he muttered to himself. "Oh, God!"

He threw the warrant on the floor of the passage, and walked to his cabin absolutely passive.

A few seconds later a woman's shriek told those above that Miss Le Neve had been discovered and arrested. She had recognised Inspector Dew in the semi-darkness of the passage, as she was emerging from her cabin to join Crippen.

When Mr. McCarthy entered he found her lying on the bed, fully dressed in boy's clothing. Her limbs were trembling and her face was as white as death. Mr. McCarthy said afterwards he thought she would break down immediately, but she recovered herself wonderfully, and when Inspector Dew came into the cabin she was quite composed.

As the pilot's boat swung away from the Montrose, Inspector Dew, Captain Kendall, Chief Constable McCarthy, and the two prisoners were closeted in the captain's cabin.

"GLAD SUSPENSE IS OVER."

THE "DAILY MAIL'S" WIRELESS MESSAGES.

CAPTAIN KENDALL'S NARRATIVE.

EXCLUSIVE TELEGRAMS.

The wireless telegram to the "Daily Mail" from Captain Kendall, of the Montrose, which appeared in our issue of Saturday, was the only wireless message sent by Captain Kendall to any newspaper.

On Saturday, July 23, the "Daily Mail" was the only newspaper to know that persons resembling Dr. Crippen and Miss Le Neve were on board the steamship Montrose. A wireless telegram was then despatched from London to Captain Kendall, asking him if he had Dr. Crippen and Miss Le Neve on board, how he had established their identity, and if they knew they were suspected. This was transmitted by the Marconi Company. The Montrose was then out of reach of the land stations, and the message was telegraphed from ship to ship until it reached the Montrose in mid-Atlantic.

Captain Kendall was then unable to reply direct to England, owing to the distance from land.

A similar message was sent to him on behalf of the "Daily Mail" by our Montreal representative, via the Belle Isle wireless station. In this message Captain Kendall was asked to transmit his reply through our Montreal representative, who is connected with the "Montreal Star," so that he might forward it on to London.

On Friday last Captain Kendall courteously sent by wireless to our correspondent at Montreal, via Belle Isle, his first telegram, explaining why he believed "Mr. Robinson" and his "son" to be Dr. Crippen and Miss Le Neve. His telegram, it will be remembered, concluded with these words: "This is the first account that has been transmitted from this ship to any newspaper."

The wireless telegram in question was published in the "Montreal Star" of Friday last, and also, by arrangement with the "Daily Mail," in the London "Evening News" on the same day, and this was the first and only account by Captain Kendall or anybody in the Montrose given to the world.

In the early hours of Saturday morning the first portion of another remarkable wireless message from Captain Kendall was received by the "Daily Mail" through the same channel, and appeared in the Boulevard Edition. The wireless connection, however, with the Marconi station was lost in the middle of the message, and the remainder of the telegram was received on Saturday afternoon, thirteen hours later.

The full text of this remarkable and exclusive message appears in another column of our issue to-day. The "Daily Mail" was the only newspaper which had a special correspondent on board the Laurentic, the vessel in which Chief Inspector Dew travelled to Rimouski. This correspondent sent a very interesting wireless message on Friday, telling the

《每日邮报》上刊载的霍利·克里平杀人事件。

120

霍利·克里平杀人事件

霍利·克里平（Hawley Crippen）医生和科拉·图尔纳（Cora Turner）是一对不大相配的夫妻。科拉是一位心怀抱负的歌手和舞者，嗓门儿大，块头也大，邋里邋遢的。相比之下，克里平身材矮小，口齿伶俐但不大爱出风头。

他俩于1892年喜结连理，然而就在结婚18年后，克里平却被指控毒害并肢解了科拉，并把她的尸块埋在了酒窖的地板下面。到底是什么原因导致克里平做出如此丧心病狂的行为呢？

克里平和科拉在纽约相识，在费城结了婚，并于1897年移居伦敦，这样克里平就可以从事他"顺势疗法"的邮购业务了。然而在克里平花大量时间在帮助启动科拉的舞台事业而缺席自己的工作时，他失业了。克里平随后在伦敦的一家诊所做咨询医生，在那里他遇到了端庄娴静的18岁助理勒尼芙，与她坠入了爱河。

与此同时，科拉正忙于和伦敦剧院的人打交道，为当地的音乐厅女士协会筹款，并在她和克里平位于山落新月39号的家中招待朋友。科拉有婚外情是众所周知的事，但是克里平似乎并不知道这件事的存在，直到某天他走进房间，撞见科拉和他们的一位房客躺在床上。从那时起，科拉和克里平就只做名义上的夫妻，同住一个屋檐下。科拉坚持自己的婚外恋行为，就像克里平与勒尼芙所做的一样。

两人维持着这样的关系直到1910年，自那年开始，夫妻两人再也忍受不了对方了。

当科拉威胁要曝光克里平和勒尼芙的婚外情之后，克里平打算亲手"解决"科拉。他弄到了300多毫克的氢溴酸东莨菪碱（一种镇静剂），然后他按计划付诸行动，就这样，再也没有人看到活着的科拉。几天后，音乐厅女士协会收到了据称是来自科拉的一封信，信上她明确地表示要辞去这里的一切职务，因为她要回美国去照顾一位生病的亲戚。与此同时，勒尼芙搬入了山落新月，充当起了克里平太太的角色。

当勒尼芙穿戴着科拉的衣服和珠宝出现在女士协会举办的活动中时，妥妥引起了人们的注意。有人发现事情似乎有点儿不对劲，于是这场活动上的人不断纠缠着克里平打听科拉的消息，而事实上她已经不在人世了。这种状况一直持续到克里平给女士协会发送电报说科拉在美国突然去世的消息。他们收到电报后惊呆了，尤其是上面说科拉将被火化的事儿令他们大为惊异，因为这与她的天主教背景并不相符。女士协会觉得这其中必有猫腻，于是给苏格兰场的警察打了电话。

当苏格兰场的检察官沃尔特·迪尤（Walter Dew）去山落新月39号查访时，克里平承认他撒了一些谎。不过据他所说，他撒谎是为了掩盖科拉已经离开他，和她的一个情人在美国重新生活的尴尬事实。克里平看起来很可信，迪尤也愿意相信他的说辞。但是，当迪尤回到山落新月39号进行常规随访时，却发现克里平和勒尼芙早已逃离了本国。

这对迪尤来说已经足以让他下令彻底搜查山落新月39号了。搜查结果十分恐怖，埋在地下室地板下的尸体只剩了一个躯干，没有头部、手臂、腿或生殖器，并且所有骨头都被移走了。然而尸体上有一个腹部外科手术的瘢痕明显与科拉的伤疤相吻合，尸体内部还查出有东莨菪碱的痕迹。这些证据直接指向了克里平。于是警署下了对这对情人的逮捕令。

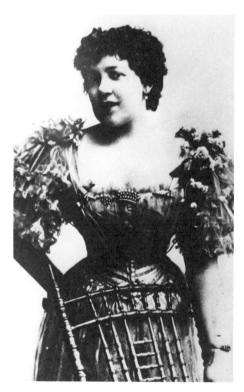

科拉·图尔纳的照片。

克里平此刻正乘坐着"蒙特罗斯号"轮船前往加拿大，他假扮成鲁滨逊先生，勒尼芙装扮成他十几岁的儿子。可惜勒尼芙扮起来也不像个男孩，两人之间多情的拥抱也表明他们不是父子关系那么简单。"蒙特罗斯号"的船长当然不买这个账。他用一种新兴的电报技术联系了苏格兰场的检察院。电报中写道："本人强烈怀疑伦敦地窖杀手克里平及其同谋混在乘客中。他刮了唇上的髭须，在下巴上贴了假胡子。他的同谋打扮成男孩，但举止和身形无疑是个女孩。"

迪尤搭乘前往加拿大的下一艘快艇，在对接时遇到了克里平和勒尼芙。迪尤说："早上好，克里平医生。你知道我吗？我是来自苏格兰场的首席检察官迪尤。"克里平回应说："我并不感到抱歉，我已经受够焦躁不安的日子了。"

克里平在伦敦的审判持续了四天，前期克里平拒不认罪，结果检方后来发现了科拉其余的遗骸的藏处：一部分肝脏和肾脏、卷曲的头发以及克里平的睡衣碎片。在如此明显的证据下，陪审团却也花了将近半小时才判定克里平有罪。1910年11月23日，他被绞死在彭顿维尔监狱里。

克里平被绞死前，他设法说服法院相信勒尼芙没有参与毒杀科拉的行动。经过12分钟的审议，陪审团宣判她无罪。克里平被处决的那天，她坐船去了多伦多，之后又以哈维的名字回到了伦敦，后再婚，于1967年辞世。第二次世界大战期间，德国的炸弹炸毁了克里平的住宅——山落新月39号。

克里平真的是凶手吗？

2007年，毒理学家约翰·特雷斯特雷尔（John Trestrail）决定重新审查克里平与科拉之死相关的证据。克里平一直坚持自己的清白，而且他实施谋杀的某些方面，诸如肢解行为，确实与其他投毒者的形象不符。通常而言，投毒者之所以使用毒药就是为了避免不必要的杀戮。

美国密歇根大学的法医人员将山落新月39号住宅地窖里那具尸体的DNA和科拉家族的后代做了比较。结论确凿地显示那具尸体不是科拉：科拉家族的线粒体DNA在几代人之后都没有改变，这与从躯干上获取的DNA并不匹配。更令人惊讶的是，研究小组发现尸体的DNA中包含Y染色体，这意味着那具躯干属于男性。许多人争辩说，这些发现并不能证明克里平清白无辜，但可以肯定的是，他并没有谋杀、肢解他的妻子，也没有把她的躯干埋在地下室。

东莨菪碱

东莨菪碱又称"左旋—天仙子胺"，它是从致命的茄属植物中提取而来的。在克里平所处的时代，东莨菪碱被用来治疗晕车或预防女性痛经，还被用作精神严重失常患者的镇静剂。东莨菪碱仅在高剂量下才会有效，因此克里平才会弄来300多毫克东莨菪碱。在这种剂量下，它会引发口干、视力模糊、幻觉、昏迷、瘫痪和死亡。不过东莨菪碱的受害者在服药过量后若能够幸存下来的话，通常会完全康复。那些不相信克里平杀妻的人指出，东莨菪碱就是他无罪的证据。因为他分明可以选择用砷杀人。

被捕的克里平和勒尼芙被带下加拿大"蒙特罗斯号"轮船，该船的船长并没被勒尼芙的男孩装扮所欺骗。

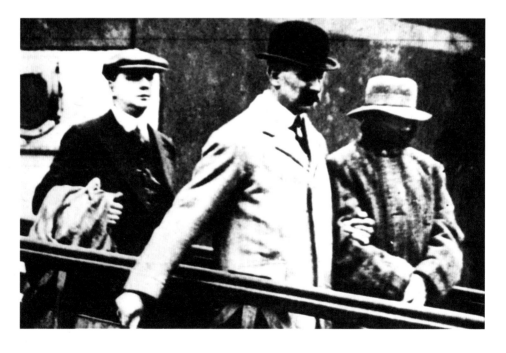

格奥尔基·马可夫之死

1978年9月的一个晚上，格奥尔基·马可夫在伦敦滑铁卢桥上等待公共汽车时，一个尖锐的东西刺破了他的大腿。

站在马可夫身旁的一个壮汉掉了一把雨伞，他用一种外国口音含糊地说着"抱歉"，然后跳上出租车就跑了。三天后，马可夫死了。伊恩·弗莱明撰写的间谍故事书中有几页，清晰地记载了冷战时期这段令人不寒而栗的阴谋。

格奥尔基·马可夫是保加利亚的一位作家，其政见和保加利亚政府相悖，这令保加利亚政府十分头疼。该政府开始着手审查他。不仅审查了马可夫的剧本，还明令禁止出版他的一部正在印刷的小说。

1969年，马可夫逃亡到国外。在伦敦的一段时间里，他到英国广播公司的"世界服务"广播栏目痛批保加利亚政府和领导人托多·日夫科夫。这让日夫科夫火冒三丈，如芒刺背，大骂马可夫不是东西，并且以叛逃罪判了他六年刑期。

那天马可夫正在回他多塞特郡小屋的路上，就在那个时候发生了祸事。事实证明马可夫是被"雨伞枪"刺死的，雨伞里面装有一个圆筒，可通过压缩空气将1.52毫米针头大小的金属弹丸送入马可夫的大腿。该金属弹丸原来是钟表轴承，上面有两个小孔，每个小孔的直径为0.34毫米，里面被钻出一个"X"形的小孔。只有高科技的激光才能在硬质合金中钻孔。

验尸官发现弹丸上的孔被蜡覆盖，而蜡会因马可夫自身温度融化在他腿内。当蜡融化掉后，弹丸就会释放出大约0.2毫克的植物毒素，这些毒素后来被确认为蓖麻毒素。尽管尸检并没有发现马可夫体内有蓖麻毒素的踪迹，但他的症状完全反映了毒理学家对毒药的预计。毒理学家此后还给猪注射了相似剂量的蓖麻毒素，证明了他们判断的正确性。

六个小时后，被注射了毒素的猪因高烧倒下，白细胞计数升高，体内大量出血。这与马可夫的中毒症状别无二致。

克格勃特工的暗杀神器——雨伞枪。

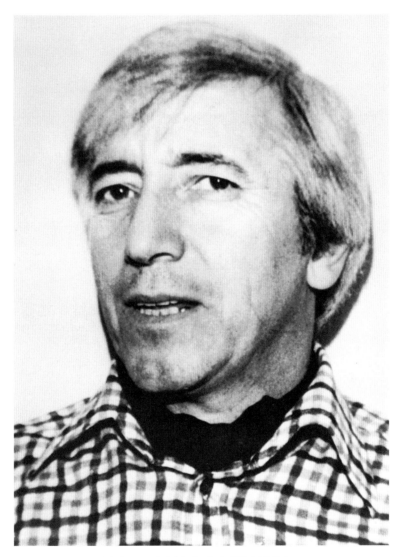

格奥尔基·马可夫从保加利亚叛逃到英国后的照片。

蓖麻毒素

蓖麻毒素是一种从蓖麻籽中提取的强效毒素，蓖麻籽常被用于榨取蓖麻油。该毒药通常会被制成白色的粉末。

简 介

蓖麻籽中的蓖麻毒素是一种剧毒物质，人类食入中毒量估计为50～100微克。蓖麻毒素很容易被分离。在20世纪初，英国和美国军方考虑过将蓖麻毒素涂在子弹的外层，或者填充进炸弹里。后来，这种毒素被苏联的克格勃武器化，冷战期间为其所用。20世纪70年代，保加利亚叛逃者格奥尔基·马可夫被用装着蓖麻毒素的毒伞刺伤后死亡。

蓖麻毒素在21世纪初再次登上历史舞台。含蓖麻毒素的信件于2013年先后被寄给当时的纽约市市长迈克尔·布隆伯格和美国总统奥巴马，不过两封信均被安全拦截。2018年送给美国五角大楼的邮件中也检测到有装着蓖麻毒素的包裹。

毒理作用

蓖麻毒素中含有两条链，B链可渗透人体细胞并形成一条通道，以便A链可以向里传送。A链会阻止细胞产生蛋白质，进而杀死细胞。蓖麻毒素一旦进入受害者的血液，就会扩散到全身。但是蓖麻毒素是一种缓慢发作的毒药，一般来说，潜伏期在4—8小时。如果治疗不及时或摄入量过大，中毒患者可能会在3—5天之后痛苦地死亡。

中毒症状

蓖麻毒素中毒最初的典型症状包括呼吸困难、发烧咳嗽、胸闷和恶心，中期会出现呕吐、出血性腹泻和低血压等症状，受害者的肺有时会充满积液。如果毒素进一步扩散，就会导致呼吸衰竭和严重的器官损害。患者的脾、肝脏和肾脏可能会完全停止工作，从而导致死亡。

治疗办法

蓖麻毒素暂时没有专门的解毒剂。不过，可以通过催吐、洗胃、导泻来减少蓖麻毒素对人体的危害，但是幸存者还是会忍受长期器官损害。

知名毒害事件

•1971年，小说家亚历山大·索尔仁尼琴在被蓖麻毒素袭击后幸存下来。他后来于2008年因心脏病发作去世。

•1981年，美国中央情报局特工鲍里斯·科尔恰克（Boris Korczak）被含有蓖麻毒素的子弹射中了肾脏。不过科尔恰克幸免于难，他的身体像排肾结石一样排出了子弹。

•2014年，美国少年尼古拉斯·赫尔曼

（Nicholas Helman）给他前女友的新男友寄了一张生日贺卡，卡片上面就有蓖麻毒素。被发现后，赫尔曼与警察发生了对峙，最终被捕。

蓖麻的局部图。

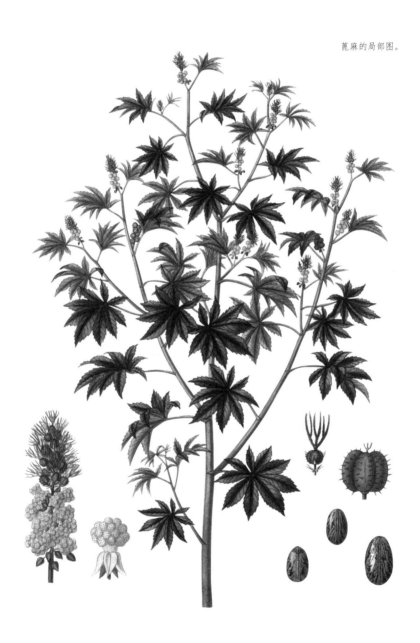

东京地铁毒气事件

1995年3月，半盲的邪教教主麻原彰晃收到了一个坏消息。他在政府工作的门徒向他汇报说，他们奥姆真理教末日礼拜堂的总部遭到了警察袭击。

作为回应，麻原彰晃指使五个教徒进行了大规模的恐怖行动，他希望这将带来所谓的世界末日。他们的目标是东京地铁系统，用的是致命的神经毒剂——沙林。

3月20日的早高峰时段，对东京通勤者来说，这一天和往日没什么区别，大家都挤在世界上最繁忙的地铁里各奔目的地。但是这个早上与他们一起乘坐地铁的有五个奥姆真理教教徒，每个成员都拿着用报纸包装好的包裹，里面装有裹了沙林的塑料袋。沙林是纳粹所研发的一种挥发性致命毒剂，一旦毒剂液体流出，它就会蒸发成气体，并迅速在广阔的区域扩散开来。这一天有成千上万的通勤者面临严重的死亡威胁。

奥姆真理教的这5个教徒其实并不符合自杀型恐怖分子的典型特征：他们中有3个拥有物理学学位，还有一名是资深的医生。这5个教徒也没有打算在这场地铁袭击中结束自己的性命。他们每个人都带有一支装满沙林解毒剂的注射器，而且有一个司机在地面上等着将他们迅速送回奥姆真理教总部。在那里，他们会被神圣的奥姆真理教创始人麻原彰晃表彰、奖赏。该教在当时经过了官方的认证，在全球拥有40,000多个信徒。

上午8点，袭击行动开始了。恐怖分子们为了造成最大的伤害，每人都搭乘了不同的地铁线。他们脚下放着两三包沙林，包装已经被尖锐的雨伞刺穿了。当液体溢出并蒸发成看不见的致命气体时，这几位教徒已经逃到了安全地带。然而有个教徒在刺穿包裹时动作太过笨拙，导致自己中了毒，需要在逃跑的车辆中使用解毒剂。

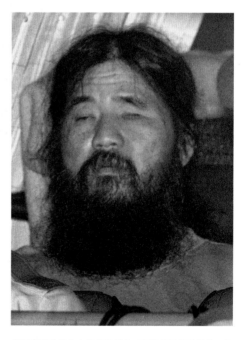

奥姆真理教领导人麻原彰晃在1995年被捕后的照片。他于2018年被处以绞刑。

还留在地铁上的乘客很快开始感到眼睛和鼻子出现发炎症状，没过多久就开始剧烈地发抖和咳嗽，有些人开始呕吐起来。许多人后来报告说空气变得浓稠，闻起来就像涂料稀释剂。恐慌迅速蔓延开来，乘客们尖叫着跑下了地铁。

某些地铁线因此按下了紧急停止按钮，门一开乘客们立刻就朝着有新鲜空气的地方狂奔。许多人倒在站台上，鼻子流着血，大口喘着气。很快，车厢和站台上就堆满了因中毒而倒下的人。许多受害者剧烈地抽搐着，有些人已经陷入了昏迷。而一些地铁还载着那些神秘的沙林小水洼继续驶向市中心，司机们那时还不知道那几摊液体在后来会让这些地铁被国家新闻媒体称之为"游走的毒气室。"

麻原彰晃希望通过在东京地铁上释放沙林来杀死数千人，然后再嫁祸给美国军方。他认为，这不仅会使公众的注意力从他的邪恶计划上移开，而且会引起美日之间的核战争。麻原彰晃向教徒保证，他们将在随即而来的大战中幸存下来，并与他一起生活在圣地香巴拉。

然而，这次恐怖袭击未能达到他想要的效果。尽管这是日本领土上最致命的恐怖袭击，但死亡人数未达到他的预期，共有13人丧生，另有近6000人受伤。许多受伤者在此后长期患病，尤其受视力问题和创伤后应激障碍的困扰。死亡人数少的原因是奥姆真理教的沙林加工不精，因此品质较差。这也许会令人感到讶异，因为麻原彰晃曾于1994年使用高级沙林发动过一次袭击，那时他企图暗杀主持审理与奥姆真理教相关的土地纠纷的一些法官。沙林被藏在油罐车的风扇里，被送往松本法官住宅附近。在那次袭击中有8人死亡，600多人受伤。

1995年5月，一大批警察突袭了奥姆真理教的地盘，包括其东京总部。警察在里面发现了爆炸物、数百万美元的现金、一架俄罗斯军用直升机以及一些生化武器，其中就包括足以杀死四百万人的沙林。除此外，警方还发现了关押着囚犯的牢房和生产毒品的实验室。

突袭期间，警方逮捕了150多名教徒，麻原彰晃本人也终于被逮到。他躲在假墙后的一个小空间里，被发现时穿着丝绸睡衣，密室里还有一个睡袋和一堆现金。在审讯期间，麻原彰晃一直含糊不清地喃喃自语，他的辩护人以其精神不正常为由对死刑判决提出上诉。然而鉴于麻原彰晃在拘留中心可以与那里的工作人员进行沟通，法庭依然维持了死刑判决。2018年7月6日，麻原彰晃与其他6名邪教徒被处以绞刑。

麻原彰晃

麻原彰晃出生于1955年，本名松本智津夫，于1984年创立了邪教"奥姆真理教"。该邪教在1989年注册时被归为正规宗教，它将印度教和佛教的元素与基督教的世界末日预言相结合形成教义。麻原彰晃本人还写了几本宗教书籍，声称他是新基督，愿意承担追随者的罪过，并将精神力量转移给他们。新教徒在入教仪式上会被邀请摄入大量的LSD，有时还会当场被倒吊和进行电击疗法。在这之后，他鼓励新教徒戴上特别设计的电极帽，说这些电极帽将通过恒定的电荷重新编辑他们的头脑。

　　教徒被说服离开他们的家人，并将积蓄都移交给麻原彰晃。他们还可以通过购买麻原彰晃的小瓶洗澡水来进一步得到启蒙。麻原彰晃通常能吸引年轻的理想主义者，因为这类人对他们所看到的功利刻板的社会相当不满，需要寻求新的精神寄托。奥姆真理教中偶尔也有博士水平的高级知识分子，他们会帮助麻原彰晃合成毒品和毒药，并监督计算机组装厂的工作。该教每年从工厂和其他各种业务中获得的收入总计达数百万美元。麻原彰晃使用这笔钱准备所谓的第三次世界大战，他还说一切将由美国挑起。

　　从1993年开始，此邪教开始生产化学武器，包括炭疽、VX神经毒素和沙林。在1995年袭击发生之后，奥姆真理教更名为阿列夫，以这个名号继续活跃在日本。奥姆真理教在俄罗斯一直活动到2016年，直到当局突袭了他们的地盘并宣布其为恐怖组织才停止了活动。

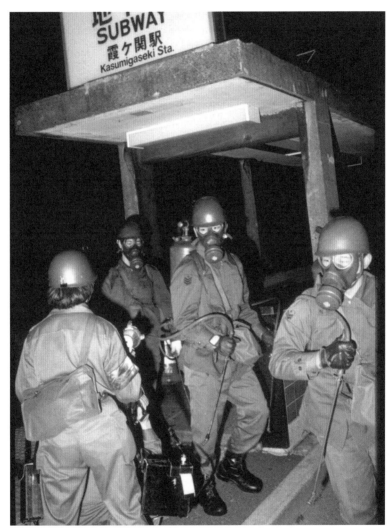

日本国防人员在东京地铁毒气事件发生后，穿戴防毒装备清理东京地铁系统的照片。

沙 林

沙林是一种无色透明的神经麻痹性毒剂，被用于生化战中。该毒剂以发现它的4名科学家的名字首字母来命名：施拉德尔（Schrader）、安布罗斯（Ambros）、鲁迪格（Rudiger）和范·林德（Van Linde）。

简 介

沙林最初是由纳粹科学家组织进行研发的。不过在二战期间沙林的研究仍处于起步阶段，还从未在战场上部署过。1997年，《禁止化学武器公约》生效，将沙林踢出有毒物质储备库。

沙林可以被吞食，也可以通过皮肤吸收，或以液体形式释放后立即蒸发成无色气体四处扩散。人类处在沙林扩散的环境中是极度危险的事情，即使在很低的浓度下它也可以在极短的时间内杀死一个成年人。沙林若是以气体形态出现，其致死率比氰化物要高出很多倍，被人们广泛认为是大规模杀伤性武器。

毒理作用

沙林通过阻断一种称为乙酰胆碱的神经递质的酶（乙酰胆碱酯酶）起作用。这意味着在神经细胞之间传递信息的神经递质会不断地重复所发送的信息。打个比方，如果该信息是"分泌少量唾液以润湿口腔"，那么重复的消息将变为"一直分泌唾液"。尽管这听起来相对无害，但乙酰胆碱的堆积会使人体的肌肉和分泌物过度运转：眼睛、鼻子和嘴巴会不断流出体液，而肠子和膀胱会不由自主地排空。

中毒症状

沙林的受害者会迅速出现针尖状瞳孔，出现眼睛充水、视力模糊、流鼻水和流口水的症状，继而出现胸痛、快速呼吸、咳嗽呕吐、腹泻以及无节制排尿、精神错乱、无力、头痛、心率改变等症状，随后会惊厥、瘫痪、呼吸衰竭和死亡。

治疗办法

沙林的受害者应设法尽快离开污染区，由于沙林形成气体后会向下沉降，因此最好找到更高的地点。应当除去衣物，用水冲洗眼睛，并用肥皂清洗皮肤。阿托品是沙林的解毒剂，因为它能释放出乙酰胆碱酯酶，使酶正常工作。

知名毒害事件

•1988年3月，萨达姆·侯赛因控制下的伊拉克部队用包括沙林在内的神经毒剂袭击了库尔德人控制的伊拉克小镇哈拉卜。在这次"血腥星期五"的袭击中，有5000多人丧生，还有无数人失明并遭受其他疾病的折磨。

•2013年叙利亚内战期间，多家外媒援引叙利亚反对派消息称，在首都大马士革郊外的乌塔，叙利亚政府军发动了化学武器袭击。含有沙林毒气的火箭弹造成无数人丧生。但政府军否认使用了化学武器。外媒相关报道互相矛盾、说法不一，此事实情暂无定论。

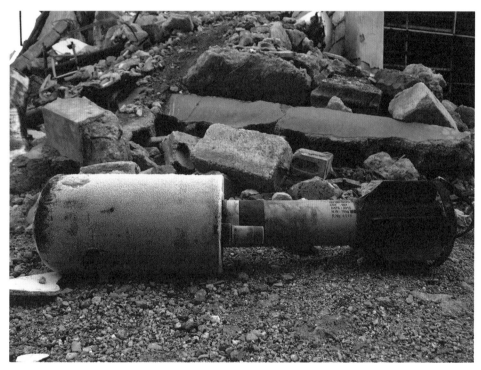

叙利亚内战期间战场上的化学武器，叙利亚反对派称，里面装有沙林。

对哈罗德·希普曼的判决

81岁的凯瑟琳·格伦迪（Kathleen Grundy）的死亡令她的女儿安杰拉·伍德拉夫（Angela Woodruff）感到十分意外。格伦迪在哈罗德·希普曼（Harold Shipman）医生的陪伴下突然死于家中，要知道在死亡之前，她的身体是十分健康的。

几周后，匪夷所思的情况出现了：格伦迪的全部财产被赠予希普曼。安杰拉大惊失色，立刻叫来了警察。格伦迪太太的尸体被挖了出来，体内发现了高浓度的海洛因。原来她是被谋杀的。

当检方对格伦迪进行了尸检并以谋杀罪指控希普曼时，他们当时还没有意识到自己正在逮捕历史上杀人最多的连环杀手之一。希普曼是一位受人尊敬的医生，他在曼彻斯特海德独自行医，尤其受老年患者的欢迎。在218名已知的受害者中，老年人也占了大多数。有人估算他在1974年至1998年之间谋杀了250多名患者。

哈罗德·希普曼于1946年出生于诺丁汉，是一名卡车司机的儿子。当他看到垂死的母亲依赖吗啡减轻癌症带来的痛苦之后，便对毒品产生了浓厚的兴趣。希普曼因此开始学习医学，并于1974年成了全科实习医生。不久之后，他被抓住给自己开哌替啶（一种止痛药）。希普曼后来因滥用毒品被进行戒毒治疗。1977年成为曼彻斯特海德的正式全科医生。

据说希普曼总是有时间陪伴老年患者，甚至会去家中拜访他们。然而到1998年，当地的一位殡仪馆负责人注意到希普曼照顾的许多老年女性患者似乎都接二连三地死去。她们死时都在家里，大多都已穿好了衣服，在扶手椅上直挺挺地坐着。希普曼在死亡证明书上通常以"年老"作为那些患者的死亡原因。实际上，希普曼注射的吗啡和海洛因会导致受害者呼吸受阻，简单来说就是他们因呼吸困难而死亡。

警方于1998年发起了调查，但没有发现希普曼有任何不当行为。直到6月24日格伦迪去世，希普曼才暴露出来。搜寻过希普曼的房屋后，警察发现了他用来伪造格伦迪遗嘱的打字机。为了证明格伦迪是个吗啡成瘾者，她的病历也被希普曼进行了追溯修改。除此以外，希普曼的家中还发现了大量的吗啡，以及价值10,000英镑的珠宝，而这些珠宝并不属于他的妻子。

所以说钱是希普曼谋杀的动机吗？除了格伦迪和被盗的珠宝之外，没有任何证据可以证明这一点。心理学家们对此有各种不同的看法，一种说法是希普曼是在为死去的母亲报仇，另一种说法是他对老人进行安乐死是为了避免给国家卫生局造成负担。更有人推测他只是喜欢扮演上帝罢了。但他真正的动机永远都不会有人知道了。因谋杀被判无期徒刑后，希普曼于2004年在牢房里上吊身亡。

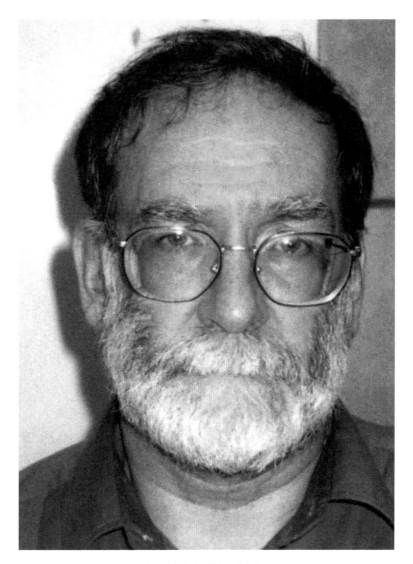

英国连环杀手哈罗德·希普曼。

来自乔治·特雷帕尔的威胁

并非每个有毒药参与的谋杀故事都和政治阴谋、大规模屠杀或秘密间谍行动有关。有些时候，毒杀的动机不过源自像邻里纠纷一样的无聊之事。

实际上，这确实是1988年发生在美国佛罗里达州的一次神秘毒杀事件的根源。那桩毒杀案曾令调查人员一度难以进行下去，直到他们把注意力转向乔治·特雷帕尔：一个心怀积怨的邻居。

特雷帕尔与他的邻居卡尔一家之间的矛盾是因为卡尔家的狗撵了他的猫，而且卡尔家的孩子还常放吵闹的音乐。经过几次激烈的争执之后，卡尔一家在家门口收到了一封警告信，"你们该死的这家人有两个星期的时间搬出佛罗里达，永远别回来，否则你们全都活不了。这不是在开玩笑。"

卡尔一家并没有认真对待这次警告。但是几周后，41岁的佩吉·卡尔（Peggy Carr）的胃部开始出现了奇怪的不适感，而且她还出现了手脚麻木，腿部剧痛等症状。

起初，医生告诉佩吉说她的症状都是由精神压力引起的，直到当她开始严重掉头发时，医生才开始严肃对待起来。不久后，她已经无法说话了，并住进了医院。接着，卡尔家的两个青少年也开始出现相同的症状。检查显示，三个家庭成员的血液中都含有高浓度的铊。

调查人员怀疑有人故意下毒，经过搜查，他们在卡尔家未打开的、就像新买的一样封好的可口可乐的瓶盖里头发现了铊。几个月后，佩吉因铊中毒死亡。现在，该事故变成了一起谋杀案。调查人员在被暗示可能是有人为了"让他们搬走"才下了毒之后，便盯上了特雷帕尔。他们还查出特雷帕尔20世纪70年代在非法的安非他命实验室工作了三年。动机和对毒药的专长似乎使案情很明朗，但是由于缺乏关键证据，尚不能对他实施逮捕。

为了进一步调查特雷帕尔，一个卧底调查员在特雷帕尔组织的"谋杀之谜"周末游戏聚会上和他交了朋友，聚会地点在假日酒店。游戏所使用的线索中有一个令人不安的提示："当死亡威胁出现在门口时，审慎的人将所有食物都扔掉了……门前的大多数物品只是邻居的一种表达方式，'我不喜欢你，要么离开，要么后果自负。'"

卧底调查员后来租住了特雷帕尔的屋子。在这里，她发现了确凿的证据：一个装有铊的瓶子和一台用于封瓶盖的机器。证据虽是间接的，但足以让法院在1991年以一级谋杀罪判乔治·特雷帕尔死刑。

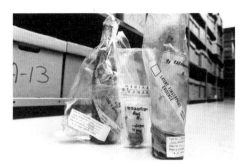

被乔治·特雷帕尔投放了铊的可口可乐瓶子。

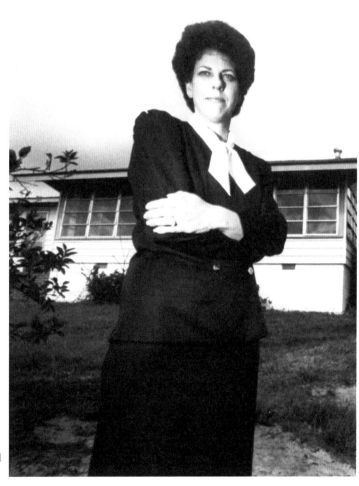

凶杀案调查员苏珊·高克，
她隐藏身份暗中调查，抓到
了特雷帕尔。

日本少女毒杀犯

英国连环杀手格雷厄姆·杨对于日本的青少年来说，并不符合一名偶像的形象。但是在2005年，一名来自日本静冈县的16岁女孩却开始视杨为偶像并开始模仿杨的犯罪手法实施犯罪行为。

她在母亲的食物和饮料中掺入了铊，之所以这样做是因为铊是杨惯用的毒药。母亲的健康状况持续恶化，这位少女在博客中记录了母亲中毒的症状——这也是她被捕的重要线索。

由于这名静冈少女是未成年人，所以警方对她的身份进行了保密。她向警方供认，她是在读了杨的传记后，便对他产生了迷恋之情。杨的惯用毒药就是铊，有时还会用锑和颠茄，他在20世纪60年代和70年代分别杀死了3个人，并导致10多人中毒。

为了模仿她的"英雄"，这位少女从当地药剂师那里购买了50毫克的铊，并解释说这是用于学校的科学项目的。她在博客中写道："药房里的那个人并没有意识到他卖给了我多么有危害性的毒药。"

没有任何迹象表明这名少女曾考虑过对母亲使用毒药。她是日本精英高中的学生，在他人的印象里是个学习刻苦、热衷于科学的孩子。大家都说她将来会成为一名化学家。

除了科学，这位少女还喜欢解剖动物。她写道"杀死一个活的生物，从我把刀插入它身体的那一刻起，那小小的哀鸣令我倍感舒适。"警方随后在她的房间里发现了一颗被割下来的猫头。

秘密下毒后不久，她就开始在博客上简短记录铊在母亲身上产生的作用。这位少女在8月19日写道："我母亲从昨天开始就一直生病，全身都起了皮疹。"9月12日，她更新了自己的博客："我的母亲这两三天一直抱怨她的腿状况很不好，她几乎无法动弹。"

几天后，母亲因病重被送进重症监护室。这位少女在博客中记录道："母亲似乎开始产生幻觉。"在母亲住院期间，这名少女继续给母亲的饮食中下药。为了避免引起怀疑，她自己也开始服用铊。但是这名少女的弟弟并没有被她的手段欺骗。弟弟说她的眼神看起来冷血、空洞。

这件案子一经审理后很快就结了案。这位少女是唯一一个在静冈连续购买了五年铊的人，并在药房留下了自己的名字和地址。2006年，她被送往劳教所进行改造。

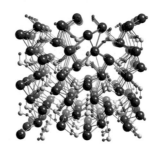

铊晶体的放大图。

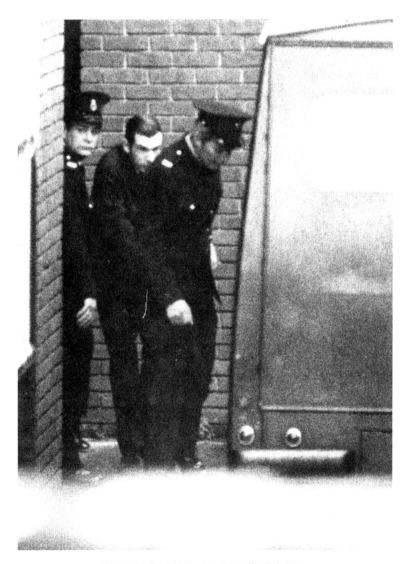

英国连环杀手格雷厄姆·杨，绰号"茶杯投毒者"。

铊

铊是一种质地柔软的银白色金属，化学符号为TI，在地壳中有微量存在。

简 介

铊被发现于1861年，英文名源于希腊语"绿芽"，因为该金属燃烧时会产生明亮的绿色。在过去，铊是冶炼其他金属时会获得的副产品。然而，铊不论是燃烧还是熔融都是极其危险的过程，因为它毒性极强，会轻易通过呼吸和皮肤接触被吸收，当然也可能被食入。铊已被用在农药和老鼠药里，以及半导体工业中的某些电子设备上。该有毒物质主要是通过冶炼、燃烧煤炭被释放到大气中的。植物很容易吸收铊，一旦被释放到空气、水和土壤中，毒素就需要很长时间才能分解，人们已经了解到铊会在鱼和贝类的体内积累。由于铊无味无色且难以检测，因此曾经被认为是一种强效毒药，有"投毒者之毒"的称号。

毒理作用

铊会分解人体内的细胞，特别是毛囊细胞和中枢神经系统的细胞，其毒发所需时间较长，通常需要几周的时间。铊中毒会导致严重的脱发，受害者继而会出现呼吸抑制的现象，肾脏、肝脏和心脏都会衰竭，最终迎来死亡。铊还会导致某些受害者的脑部出现损伤，产生人格障碍甚至精神错乱。

中毒症状

铊中毒会出现脱发和皮肤损伤症状，还有恶心、腹痛、呕吐、出血性腹泻等消化道症状，此外还有肌肉与视神经萎缩，头痛，焦虑等神经系统症状。

治疗办法

误服中毒者应予以催吐、洗胃，并让患者口服普鲁士蓝（亚铁氰化铁）或二巯盐丙磺酸钠等促进铊离子排泄，或采用血液灌流体外吸附清除铊离子等。

知名毒害事件

•20世纪50年代的澳大利亚发生了数起试图用铊杀人的案件。其中一些铊毒谋杀案的主要犯案者多是澳大利亚郊区的妇女，这些女性试图用这种毒药除掉虐待她们的家庭成员。

•1960年，一位法国前秘密特工在日内瓦使用铊暗杀了喀麦隆反殖民主义领袖费利克斯·罗兰·穆米埃。有人怀疑这场谋杀是喀麦隆政府所下的命令，但该猜测从未被证实过。

•萨达姆·侯赛因用铊毒害了某些与他政见不同的伊拉克人，然后将其驱逐出境。

如其所愿，受害者在数周后死于非命。

•2004年，俄罗斯士兵在军营附近的垃圾场里发现了一罐神秘的白色粉末，在这之后疾病就缠上了他们。原来士兵们把白色粉末（铊）当作爽身粉擦在了脚上，还加进烟草中吸食，不过他们都奇迹般地幸存了下来。

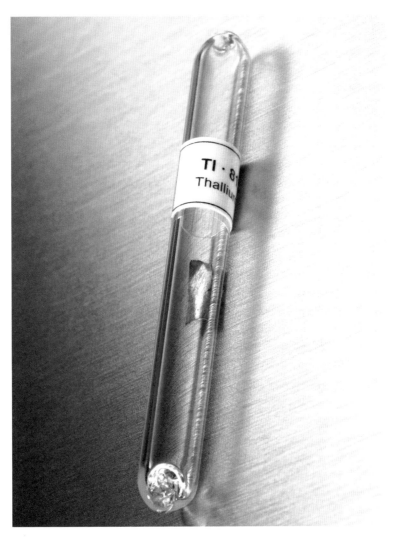

一片装在试管中的铊。

第六章
21世纪的毒药

21世纪的毒药常常与现代社会的巨大威胁——恐怖主义——联系在一起。2001年，恐怖分子对美国发动9·11恐怖袭击之后，很快又发动了下一轮更可怕的恐怖袭击，甚至对国土安全构成了严重威胁，这就是炭疽袭击。

带有炭疽细菌的信件首先出现在美国新闻机构的办公室中，这被认为是圣战恐怖分子发起的攻击。炭疽是由炭疽芽胞杆菌的武器化孢子引起的疾病。一旦被摄入，细菌就会在血管中生长并繁殖，使身体停止运转，受害者会因体液堆积而死。但是调查人员得出结论认为，炭疽芽胞杆菌并非出自宗教激进主义者的实验室里，而是在美国军方的实验室中产生的。

这就是对付恐怖分子投毒的尴尬之处：首先必须明确辨认出毒药，然后揪出制毒的罪魁祸首。2004年，乌克兰总统候选人维克多·尤先科吃了掺有二噁英的米饭，因此被严重毁容。有些人认为肇事者是受俄罗斯政府高层的指派，但俄方坚决否认与此事有关。

在英国领土上发生了两次针对个人的恐怖袭击。第一次是针对前俄罗斯特工亚历山大·利特维年科，他于2006年中了钋毒。第二次是双重间谍谢尔盖·斯克里帕尔和他的女儿尤利娅，他们于2018年中了诺维乔克。这两个案例中所使用的神经性毒剂只能在拥有政府级别资源的实验室中研发。

尚无证据证明俄罗斯政府参与了这两次谋杀，但英国专家表示，只有权利最高层人员才有权批准使用这种绝密毒剂。2018年在斯克里帕尔中毒之前，很少有人听说过诺维乔克，而现在它已是家喻户晓的名字。而且科学家们现在至少知道了如何对其进行检测。

这就是有毒物质在21世纪中作为谋杀武器的作用：开发新的毒剂，施用，再进行检查，以便更新毒理学。我们的祖先曾在矛尖和箭镞上涂抹毒药用于捕猎，而今毒药已成为政府资源，在绝密的军事机构中被开发出来，被用于战争中。使用军用级毒剂在全市范围内进行大规模恐怖袭击的事件尚未出现，然而这并不能排除类似的恐怖事件某日不会真实发生，那将会是悠久的毒药史上一页崭新的"黑暗篇章"。

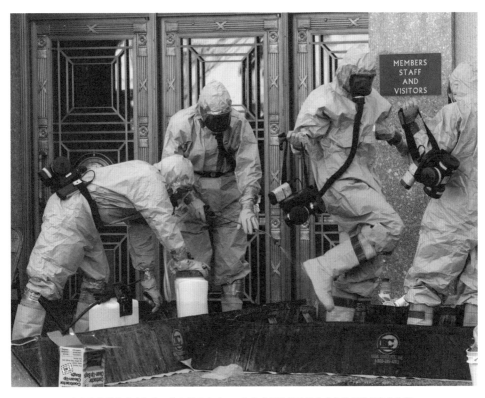

身穿防护服的政府相关工作人员正在对2001年华盛顿特区的炭疽袭击现场进行安全处理。

华盛顿炭疽袭击事件

9·11恐怖袭击事件发生仅一周之后，几封装着警告函和致命炭疽芽胞的信件就被寄到了美国新闻社和参议员的办公室。

这些手写的信件是从一个不存在的"格林代尔学校"（Greendale School）邮寄来的，信上写着"美国去死"等内容，并带有圣战极端分子的标志。美国对这一轮新的恐怖威胁感到万分震惊，震惊于国家又一次受到了攻击。

2001年10月4日，佛罗里达的一家小报《太阳报》的编辑鲍勃·史蒂文斯（Bob Stevens）病情加重入院治疗并被诊断得了炭疽。第2天，他就病逝了。很快，包括邮政人员在内的其他经手人员都被送往医院。后来警方发现有些藏有炭疽芽胞的信件已被邮件分拣机刺穿，炭疽污染实际上已遍布了整个美国邮政服务业。

与此同时，装有武器级炭疽芽胞的信件送到了《纽约时报》和参议员汤姆·达施勒（Tom Daschle）的办公室。信件一旦被打开，炭疽芽胞一下子就会被受害者吸入。炭疽芽胞进入体内后炭疽芽胞杆菌就会大量繁殖，会对受害者的肺部和大脑造成损伤，并迅速从内部吞噬身体。

10月21日，邮政工作人员托马斯·莫里斯（Thomas Morris）也因吸入炭疽而死亡。此次炭疽袭击夺去了5人的生命，包括一名康涅狄格州的妇女，她的邮件被沾上了炭疽芽胞，还有曼哈顿一家医院的职员也因炭疽丢了性命。全民都在怀疑自己接收的信件是否粘上了炭疽芽胞，警察都要被报告可疑信件的报警电话淹没了。

在寻找罪犯的巨大压力下，联邦调查局的调查人员推测恐怖分子很可能是与科学界有联系的美国公民。做出这个推断是因为有些信件建议收信者阅读后立即服用青霉素。由于当局推断可能只有美国科学家具备武器级炭疽的应用知识，所以他们将目光投向了史蒂文·哈特菲尔（Steven Hatfill）医生，他是美国陆军传染病医学研究院的一次性雇员，做过炭疽芽胞杆菌的储备工作。

哈特菲尔因此事被误解、诋毁了数年之后，当局才宣布他没有涉嫌炭疽袭击事件。因为到了2008年的时候，一个新的犯罪嫌疑人出现了：生物防御研究人员布鲁斯·艾文斯（Bruce Ivins）。艾文斯曾做过和炭疽相关的工作，似乎很符合嫌疑人的形象。不过他自杀后该案件才宣布开庭，联邦检察官就这样草草结了案。但评论家认为，艾文斯并没有设备或专门的知识实施一系列操作。而艾文斯并不通晓此法。许多人认为真正的罪魁祸首还在逍遥法外。

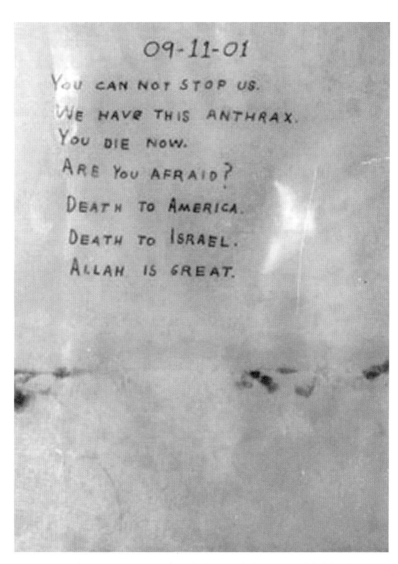

2001年寄给美国参议员汤姆·达施勒和帕特里克·莱希的信，里面含有炭疽粉末。

炭 疽

炭疽是由炭疽芽胞杆菌引起的疾病。这种细菌可以产生致命的芽胞，芽胞能存活许多年。这些芽胞可以武器化，被制成毒粉或毒剂。

简 介

食草动物易患炭疽，例如马、羊和牛。传统上来说，人主要通过接触患炭疽的动物或污染的动物制品、环境感染而患病。炭疽是一种古老的疾病，《圣经》中曾提到过它，而且古希腊和古罗马作家对此也有记载。该细菌于1863年被辨识出来，并于1876年被分离为有机体。微生物学家路易斯·巴斯德在1881年开发了一种抗炭疽疫苗。许多国家都已将炭疽武器化，冷战时期的美国和苏联都拥有大量炭疽武器。这种武器很容易制造，而且炭疽芽胞足够小，可以用喷雾的形式影响大面积区域，其爆炸所带来的致命影响与核爆炸可谓不相上下。炭疽也可以通过制导导弹、炸弹、农作物喷粉机或与喷粉机相仿的飞行器进行运送。尽管恐怖分子进行了各种尝试，但大规模炭疽攻击仍未成功过。

毒理作用

三种最常见的炭疽类型包括皮肤炭疽、肠炭疽以及肺炭疽。前两种形式是最常见的，有一定的治疗办法。但最后一种就非常危险，因为太多炭疽芽胞进入了体内。炭疽芽胞一旦进入体循环，随着炭疽芽胞杆菌的繁殖，它会变成血液中数以万亿计的寄生微生物，人体内部会被这些寄生微生物吞噬掉。人死亡时，这些炭疽芽胞杆菌看起来就像生长的大蠕虫，不断繁殖并占领了受害者的血管。感染初期受害者会出现类似流感的症状，之后的死亡过程相当痛苦，因为肺部和大脑会出现损伤，人体免疫系统中的细胞爆裂，导致败血性休克。受害者实际上被自己的体液溺死了。

中毒症状

皮肤炭疽病变多见于面、颈、肩、手和脚等裸露部位皮肤；主要表现为局部皮肤的水肿、斑疹或丘疹、水疱、溃疡和焦痂；疼痛不明显，稍有痒感，无脓肿形成。及时治疗病死率小于1%。

肺炭疽初起为"流感样"症状，表现为低烧、疲乏、全身不适、肌痛、咳嗽，通常持续48小时左右。然后突然发展成一种急性病症，出现呼吸窘迫、气急喘鸣、咳嗽、发绀、咯血等。可迅速出现昏迷和死亡，死亡率可达90%以上。

肠炭疽可表现为急性肠炎型或急腹症型。急性肠炎型发病时可出现恶心呕吐、腹痛、腹泻。急腹症型患者全身中毒症状严重，持续性呕吐及腹泻，排血水样便，腹胀、腹痛，常并发败血症和感染性休克。如不及时治疗，常可导致死亡。

治疗办法

炭疽是可以治疗的，作为一种细菌性传染病，使用抗生素治疗自然是首选。青霉素依然是治疗的首选药物，在大多数情况下，炭疽芽胞对青霉素没有抗药性。还有多种广谱抗生素对炭疽的治疗有效，可根据具体情况选用。皮肤炭疽的治疗不难，除了使用抗生素外，只需要简单的创面处理措施。其他类型的炭疽病情一般复杂并且较重，需要根据具体情况对症治疗。炭疽到了晚期，特别是出现全身出血症候的时候，确实很难救治。因此炭疽病人治疗的关键在于早发现、早诊断、早治疗，任何延误都可能导致严重后果。

知名毒害事件

•《圣经》在《出埃及记》中提到了炭疽，许多学者认为"埃及十灾"中的第五灾可能指的就是炭疽的爆发。

•2006年，纽约一家鼓制造商将动物皮加工成鼓皮后患了炭疽。不过幸运的是，他从感染中活了下来。

•2009年至2010年，在英国和德国的静脉注射吸毒者中爆发了炭疽中毒事件。尽管他们似乎患有皮肤炭疽，但其皮肤并未出现有黑色中心的溃烂地方或明显疼痛。医生认为炭疽芽胞可能藏于他们注射的海洛因中。

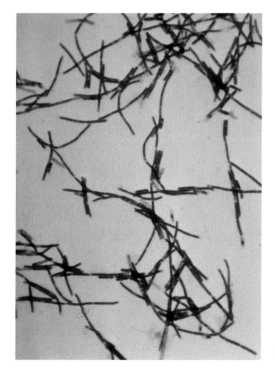

在显微镜下看到的致命炭疽芽胞杆菌。

冰人理查德·库克林斯基

理查德·库克林斯基的致命错误是：抛尸之前没有完全解冻它。

据推测，黑手党杀手库克林斯基可能杀害了200多人。他杀人后喜欢采用冷冻方法，这样他就不必立即处理尸体。由于这个原因，他被称之为"冰人"。但也因为他的这种处理尸体习惯让他最终落入了法网。

理查德·库克林斯基于1948年，他13岁时，杀了第一个人，那是新泽西帮派一个十几岁的小头目，也是他的对手。库克林斯基用木衣架将其殴打致死，然后砍断了他的手指并拔了他的牙齿，这样尸体就无法被识别了。

库克林斯基是被他暴虐、酗酒的父亲抚养长大的，因此他对暴力行为很麻木。小时候的库克林斯基经常把几只猫的尾巴绑在一起扔在晾衣绳上折磨它们，看着小猫们互殴。当库克林斯基长成一个身高2米的成年人后，他成为纽约黑手党犯罪家族最受欢迎（包括德卡瓦坎特家族）的杀手。他的事迹为《黑道家族》电视剧提供了许多灵感。

根据他自己的证词，他使用过枪支、炸药、手榴弹等武器进行谋杀。不过有的时候他也会不用武器，以锻炼身体为由，用拳头将人殴打致死。他偶尔也会随意处理尸体，把受害者随意扔掉，让老鼠吃了他们，他说老鼠两天内就会把尸体吃个干干净净。

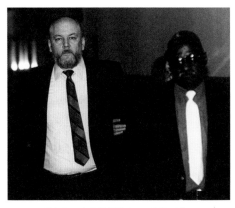

理查德·库克林斯基于1986年被刑拘。

除了用武器或武力杀人之外，库克林斯基也喜欢使用毒药谋杀。氰化物是库克林斯基的首选毒药，因为它易于施用且难以被检测出来。库克林斯基有时会把氰化物掺进受害者的汉堡里，或将其隐藏在鼻喷瓶中，然后他会直接把毒药喷到受害者的脸上。他解释说："你把它喷在某个人的脸上，他就会直接睡过去。"

库克林斯基是从同行"冰淇淋先生"那里学会氰化物使用技巧的。"冰淇淋先生"之所以有这么个称呼是因为他总是驾着冰淇淋面包车四处寻找掩护。这位冰淇淋先生还教会库克林斯基将受害者的尸体放在工业冰柜中，因为冷冻过几个月的尸体无法透露死亡时间。但是当了38年的杀手后，库克林斯基在1986年变得粗心大意起来。他杀了他的1个同伙并冰冻起来，但没有解冻他的尸体就抛尸了，因此警方才在尸体的喉咙中发现了冰块。这条线索指向了库克林斯基和他的冷冻柜。库克林斯基因杀害多人被判有期徒刑18年，后来便死在了监狱里。在服刑期间，他同意接受了所有采访，为了满足自己的成名欲。

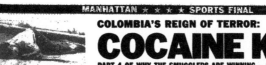

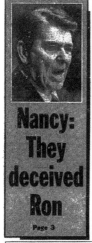

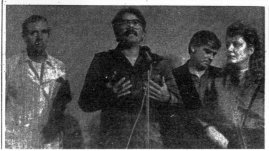

《纽约日报》报道库克林斯基被捕。

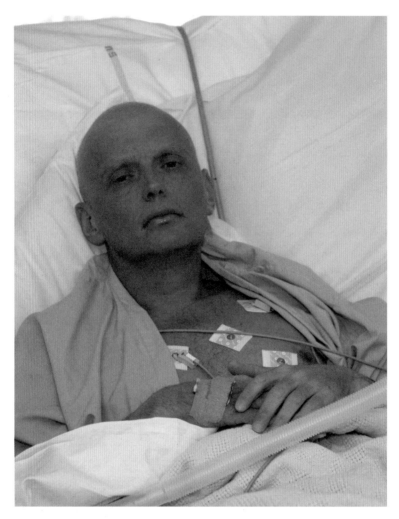

亚历山大·利特维年科在医院的最后时日。

暗杀亚历山大·利特维年科

当亚历山大·利特维年科在伦敦的千禧酒店与两位前同事会面喝茶时，压根儿没想到这是针对他本人的暗杀行动。

他喝的茶中被掺入了一种罕见的放射性毒药，称为钋－210。他病倒后，英国开展了专项调查。一个涉及谋杀和腐败的真实间谍故事浮出水面，牵扯到俄罗斯政府的最高领导层。

自2000年从俄罗斯逃离以来，亚历山大·利特维年科的头部照片就一直被贴在射击场的靶子中心。他的前同事经常在莫斯科射击场用他的照片练习射击，在那个地方，利特维年科是国家的大叛徒。这位前军官叛逃到英国后当了作家，同时也是英国军情六处的特工。他对俄罗斯总统普京的批判可谓坚持不懈。

利特维年科是军情六处的宝贵资产。他仍和俄罗斯情报部门的前同事保持密切联络，这些人愿意出售机密以赚大量"外快"。利特维年科向英国和西班牙的政府有关部门提供了有关俄罗斯黑手党在西班牙行动的信息，而这条线索直接指向了俄罗斯政府。利特维年科于2006年底主动提出愿意在法庭上作证。实际上，如果他一开始保持沉默的话就不会遭此一劫了。

俄罗斯特工安德烈·卢戈沃伊和德米特里·科夫通于2006年10月28日抵达伦敦，科夫通告诉一位朋友他携带着"一种非常昂贵的毒药"。卢戈沃伊和利特维年科曾为寡头鲍里斯·别列佐夫斯基效命。现在，卢戈沃伊和他的前同事利特维年科以及现任同事科夫通在千禧酒店讨论跨国投资事宜。卢戈沃伊于2006年11月1日下午3:32到达千禧酒店，科夫通在15分钟后抵达。他们两人当时都去了男盥洗室（后来在小隔间和吹风机中发现了大量的辐射污染），出来后点了喝

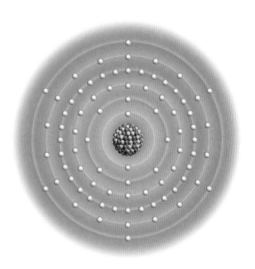

钋-210的原子结构。

的东西，包括一壶绿茶，然后坐在酒店的吧台等待。

利特维年科于下午3:59到达，卢戈沃伊迎上去将他带到他们的位子上。会议持续了20分钟，缺钱的利特维年科拒绝向他们订购任何东西。卢戈沃伊对利特维年科桌上有茶，请他喝一点儿。卢戈沃伊要了一个干净的杯子，服务员拿来杯子倒上茶，利特维年科便喝了三到四口又冷又苦的绿茶，把没喝完的杯子放到了桌上。利特维年科之后告诉警方说他觉得这些人想杀了他。他是对的。

在千禧酒店开完会的几天后，利特维年科病得愈发严重。他被送往巴尼特医院（Barnet Hospital）做了进一步检查，其症状接近铊中毒，但没有任何证据。医生被难住了。利特维年科在这段时间内将他的会面情形和中毒状况，他以前作为间谍的生活以及后来被迫在军情六处的工作都做了坦率的陈述。警察对他的询问记录在八年后被公布了出来，供述那日，他因腹泻发作而不得不中止问询。到了11月20日，利特维年科的病情急转直下，他的心律不齐，骨髓受到严重腐蚀，主要器官衰竭。负责给利特维年科治疗癌症的医生说，他看上去就像癌症晚期的病患。他面如死灰，头发和眉毛都掉光了，皮肤坑坑洼洼的。但是仍然没有人能够识别出伤害他的毒药是什么。

这个时候，利特维年科的血液和尿液被送往英国的原子武器机构进行光谱测试。一开始并没有检测到放射性伽马射线，但是一位从事英国原子弹计划工作的科学家偶然间在光谱中发现了几乎看不到的伽马射线尖峰。他辨认出这个微小的尖峰为钋-210，曾被用于制造早期核武器。

不过对于利特维年科来说，能否诊断出来并没有什么区别。11月22日，他努力保持清醒，告别了妻子玛丽娜。午夜前后，他两次心脏病发作，并陷入了昏迷状态。在他第三次也是最后一次心脏病发作的11月23日晚上，利特维年科去世了。

英国方面认为，俄罗斯政府因迁怒他的"倒戈"而将其杀害。而俄方则一直否认介入其中。

钋的痕迹

选择钋来谋杀利特维年科简直可称为"天才之举"。这种毒药可以装在一小瓶水中，而且很难在人体中发现，服用后需要一段时间才能生效。但是被雇来执行暗杀的特工所表现出的愚蠢和无能简直无法形容。卢戈沃伊每次都飞往伦敦和利特维年科见面，尝试了四次才成功。在最后一次尝试中，卢戈沃伊终于成功了。尽管卢戈沃伊吹嘘自己携带的是昂贵的秘密武器，但他似乎并不了解该毒药的强大之处，它可以污染与其接触的任何东西。卢戈沃伊将钋倒入利特维年科的茶壶时，不小心污染了自己，还留下了遍布伦敦的辐射痕迹。卢戈沃伊接触到的一切立即被钋污染：他的信用卡、飞机座位、饭店餐桌、酒店灯开关，甚至还有与他握手的人。一旦警察知道钋的特性，他们就可以依据这些线索绘出卢戈沃伊和科夫通的活动轨迹地图，不仅可以追踪到11月1日的毒杀，而且还可以追踪到他们先前的毒杀活动。果不其然，警察之后在一家酒吧的水烟烟斗中发现了钋的痕迹，后来又在一家夜总会的桌子、门和椅子上均发现了钋。接着，在西方大酒店的一个洗手池（这个房间正好在2个特工房间的隔壁）里发现大量被倒入的钋。

钋-210

钋-210是钋的放射性同位素之一。钋的化学符号为Po，是一种银白色金属元素，铀矿石中只有微量钋，钋主要借助人工合成方式获得。

简　介

钋－210是一种稀有的高放射性物质，它会忽略微小的带正电的粒子。它在土壤和大气中的剂量很小，而且它发射的α粒子在空气中射程很短，无法渗透皮肤。但是它可通过吸入、食入或从伤口进入体内。不过一旦进入体内，即便是句号那么大点儿的钋，也能致命。玛丽·居里于1898年首次发现了钋，并以她的故乡波兰命名。钋在美国"曼哈顿计划"中被用于开发原子武器。该项目科学家还测试了钋对患有不治之症的志愿者的影响：他们的尸检均显示内脏器官钋中毒。目前为止，钋的提取仍然十分困难并且特别耗时，世界上所有核反应堆每年仅生产100毫克左右。

毒理作用

人体中通常只能发现极其微量的钋，但如果有人体内存在高剂量钋的话，那对人类来说，其他有害物质就不算什么了。一旦摄入或吸入，甚至是百万分之一克也足以致命。钋－210一旦进入体循环，放射性粒子就会攻击身体细胞，大肆破坏内部器官，直到它们一个接一个地停止工作。然后钋－210会进入骨髓并导致淋巴系统停止工作，死亡是这种烈性攻击的自然结果。由于钋具有极强的毒性，而且它无色无味的特性很难让人发现它的存在，因此在某种情况下被称为世界上最理想的有毒物质也并不夸张。

中毒症状

钋－210的毒性是氰化钠的2.5亿倍。典型症状包括恶心、呕吐、腹泻、脱发和剧烈头痛，紧跟其后的是免疫系统、神经系统严重受损，肝肾等器官衰竭。

治疗办法

当人体受到钋－210污染后应迅速给以急救。如果身体表面被钋－210污染，应立即淋浴，用肥皂水清洗皮肤，然后用5%的二硫基丙烷磺酸钠清洗污染部位，必要时切除不易去污的创伤组织。经胃肠道进入体内者，应予以催吐、洗胃、缓泻和利尿，同时肌肉注射二硫基丙烷磺酸钠。（但是，一旦致死剂量的钋进入体循环就无可救药了。α粒子会被人体细胞吸收，它们会在细胞层面上破坏所有的生物活动进程。）

知名毒害事件

•玛丽·居里因长期暴露在高能辐射环境下而于1934年死于白血病。

•2004年，巴勒斯坦领导人亚西尔·阿拉法特（Yasser Arafat）突然死于某种神秘疾病，有人认为这是钋中毒所导致的。瑞士的一项调查显示，在阿拉法特的个人物品上发现了钋的痕迹，但尚无确凿证据证明他死于钋中毒。

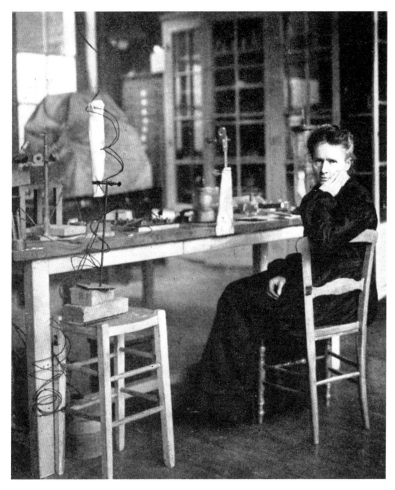

世界上第一个两获诺贝尔奖的人——居里夫人。

维克多·尤先科中毒事件

2004年9月的一天，乌克兰总统候选人维克多·尤先科在餐厅享用了晚餐，返回家中后亲吻了他的妻子，她说他的嘴唇尝起来有股金属味儿。两天后，尤先科的身体开始肿胀。

在尤先科被送往急诊室的途中，他的头越胀越大，而且疼痛难忍。接着，尤先科的脸上突然长出了黑头、囊肿、脓疱，皮肤损伤严重。这是二噁英中毒的明显副作用——氯痤疮。

尤先科被二噁英袭击的事件震惊了世界各国政府。因为此事发生在大选前夕，所有人的目光都集中在他的主要对手——总理维克托·亚努科维奇身上，他是亲俄反欧的候选人，背后有当时的总统列昂尼德·库奇马的支持。

尤先科曾经是库奇马政府的总理，但在2001年被罢免。之后尤先科自立门户，成立了亲欧的"我们的乌克兰（Our Ukraine）"政治联盟，他主张这将是一种新的自由政治体制，并鼓励选民之间进行对话。

反对亚努科维奇的运动尖锐而激烈，但是没有人能想到尤先科会被下毒。毒理学家的报告发现，尤先科血液中的二噁英含量比正常成年人高50,000倍。报告总结说，尤先科体内的二噁英十分纯净，只能是在实验室中制得的。专家们还指出，二噁英是一种特别适合用作毒药的物质，因为它无味无色，几天后才会出现症状，而且很少有实验室能够检测出血液中的二噁英。

对于尤先科来说，那顿晚餐无疑是一场鸿门宴。中毒当晚与他共进晚餐的有三个人，他说一定是他们在他的米饭里掺入二噁英，企图来暗杀他。尽管尤先科满脸伤痕，面目全非，但他仍然继续竞选总统。经过激烈的角逐后，亚努科维奇被宣布为获胜者，结果随后乌克兰就爆发了被称为"橙色革命"的大规模抗议活动。乌克兰官方只能同意对选举中的舞弊行为进行调查。最高法院不得不对选举中的舞弊行为展开听证，并裁决推翻选举结果重新开始选举投票。尤先科在这轮胜出，于2005年成为总统。

当记者问中毒事件是否牵扯到了俄方高层时，尤先科回答道："我之所以中毒是因为我已经开始向欧盟采取措施，但是我们有一个不希望发生这种情况的邻居。"

但事实上，并没有明确证据指向俄方。

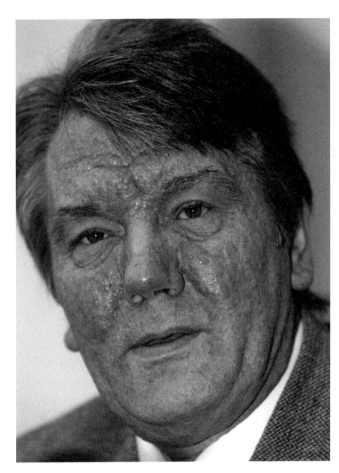

2004年维克多·尤先科二噁英中毒后的面部照片。

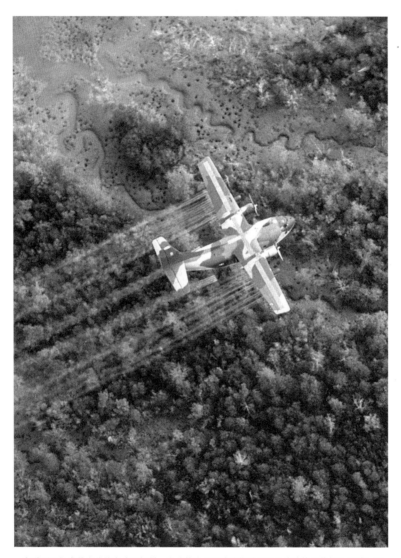

一架美国飞机在越南丛林中喷洒橙剂。这种携带二噁英的物质被用于除草战"牧场工行动"中。

二噁英

二噁英是在除草剂、消毒剂、橙剂等产品的制造过程中产生的有害副产品，此外，它也可能在火山爆发、森林火灾等自然过程中产生。垃圾焚烧也会产生许多二噁英。其中，2,3,7,8-四氯二苯并-对-二噁英（2,3,7,8-TCDD）毒性最强，已被专门合成了毒剂。

简 介

二噁英是一种危险的致癌物质。19世纪后期，德国化工业的工人曾暴露在这种有毒物质中导致皮肤损伤。我们把时间再拉近一点，在越战期间二噁英曾被美军大量使用，几千万升的橙剂（一种高效落叶剂）被用来摧毁掩蔽敌军的丛林地带，巨量橙剂的释放导致生活在丛林的人身患重病。无数人患有由橙剂中毒引起的致命疾病，包括软组织肉瘤、非霍奇金淋巴瘤和霍奇金淋巴瘤。战争已经结束近半个世纪，但越南许多人仍身受其害。1976年，意大利塞维索的一家制造厂中的二噁英意外泄漏，污染了当地环境，导致许多当地人二噁英中毒，此后几年里某些癌症的发病率也更高。历史上已知的二噁英中毒的大多数例子都是因受害者皮肤接触了二噁英，并且在很大程度上是偶然的。

毒理作用

众所周知的是，二噁英的毒性很难测定：根据生物新陈代谢快慢的不同，相同的剂量可能会产生很不一样的结果。由于这个原因，杀死一只豚鼠要比杀死一只仓鼠多增加几千倍的剂量。二噁英中的某些化学物质会与细胞核中的DNA结合，从而破坏其产生蛋白质的能力。这会使生物体的免疫力受损，并导致受害者可能会患上某些类型的癌症。在人体中，二噁英中毒较为统一的特征是会产生毁容性的氯痤疮，使患者的脸变得灰黄难看、坑坑洼洼且布满囊肿。

中毒症状

二噁英的中毒症状是：出现痤疮、毛发过多、感觉障碍以及肌肉无力、内分泌失调、免疫力下降等。在大剂量的状况下，人会逐渐消瘦，心力衰竭，然后死亡。

治疗办法

没有针对二噁英中毒的特定解毒剂。目前的治疗方法包括洗胃和施用活性炭进行肠道排空。

知名毒害事件

•1997年，维也纳一家纺织厂的几名工人在工作时不幸二噁英中毒。其中一名妇女体内的二噁英含量巨高：每克血脂中含有二噁英144纳克，计算得出体内二噁英总含量为1.6毫克。然而这位妇女却奇迹般地幸存了下来，不过后来她也还是患了氯痤疮。

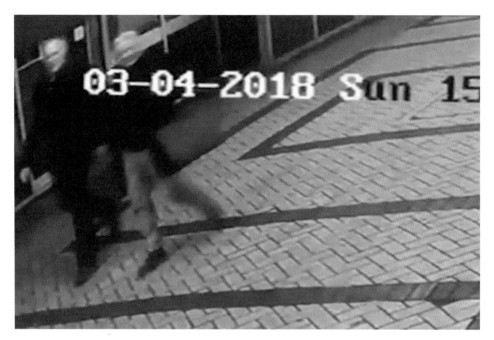

实时监控画面拍到了被袭击前几分钟的斯克里帕尔父女。

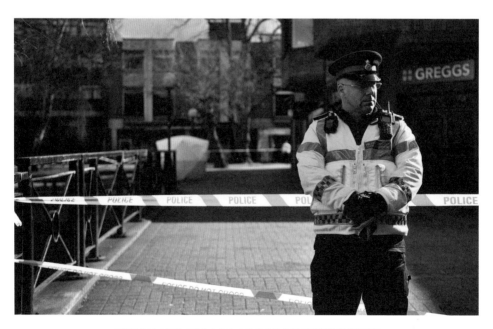

一名警察在2018年斯克里帕尔父女中毒事件发生后保护犯罪现场的情景。

斯克里帕尔父女中毒事件

当路人发现谢尔盖·斯克里帕尔和尤利娅·斯克里帕尔躺在公园的长椅上时，还以为他们嗑多了药。

斯克里帕尔父女是中了军事级别的神经毒剂。很快，全世界都知道了这种毒剂的名字：诺维乔克。

2018年3月4日，在索尔兹伯里的目击者称尤利娅的眼睛"睁着的但完全发白"，嘴里还吐着泡沫。两人被空运到索尔兹伯里地区医院后，谢尔盖和他的女儿尤利娅被极为罕见的神经毒剂诺维乔克毒害的事件才浮出水面。更引人注目的是，谢尔盖恰好是俄罗斯前情报人员，还是英国秘密情报局的双面特工。

谢尔盖在2010年英国与俄罗斯进行间谍交换后已永久移居英国。当时，他因叛国罪在俄罗斯的流刑地被判服刑13年。他因向英国秘密情报局出售国家机密被捕，据信，他被捕之前已经暴露了300多名俄罗斯特工。在斯克里帕尔父女中毒事件发生后，《纽约时报》称谢尔盖虽然已经退休，但仍然置身在"游戏"中。

根据本地人的说法，谢尔盖是位彬彬有礼的66岁绅士，在威尔特郡过着相当普通的退休生活。他33岁的女儿尤利娅前天从莫斯科飞了过来，他们一起去了索尔兹伯里镇中心吃了周日午餐并喝了一杯，下午3:35离开餐厅，4:15时就被路人发现躺在公园的长椅上昏迷了。斯克里帕尔父女被大量的诺维乔克"攻击"，以至于第一批到达现场的警察都被送进了医院。

当医生在竭力抢救斯克里帕尔父女的性命时，警方在谢尔盖的住所周围设置了警戒线，并封锁了索尔兹伯里中部地区。随着救护车、警察帐篷和身穿法医服的调查人员的涌入，威尔特郡上演着类似于科幻灾难电影一般的场景。当毒药和可能的动机被揭露开来时，英国政府出面指控俄罗斯企图实行谋杀。该指控得到了28个盟国的支持，并驱逐了153名俄罗斯外交官。

不利于俄罗斯的证据是有的：这种诺维乔克是一种称为A-234的毒剂，与俄罗斯研制的A-232有密切关系。许多人认为，俄罗斯特工的暗杀行动是高级事务，会使用前沿技术和最隐蔽的交通工具。然而令人惊讶的是，几天前，被怀疑执行任务的两名男子只是从莫斯科搭乘了一架客机跑了过来，以游客身份参观索尔兹伯里大教堂。

实时监控录像显示，两名男子先抵达了伦敦的盖特威克机场，然后乘火车前往索尔兹伯里。他们被人目击前往谢尔盖家，但事后两人却声称他们是来参观大教堂的。谢尔盖所居住的街道上没有监控，但法医证据表明，他家前门的外侧把手上被喷上了诺维乔克。等到在威尔特郡公园的长椅上发现斯

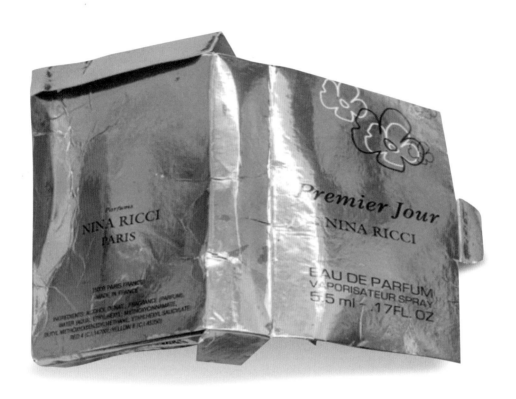

被诺维乔克神经毒剂污染了的香水包装盒。

克里帕尔父女时，那两名"游客"已经抵达了伦敦，准备登上飞往莫斯科的飞机。

根据英国海关所说，那两人曾以亚历山大·彼得罗夫和鲁斯兰·波希罗夫的名义来英国旅游。他们的逮捕令已签发，一旦在英国发现踪迹就立刻逮捕。然而，当两人出现在俄罗斯国家电视台节目上时却说他们是清白的，情况就这样又发生了反转。他们说他们对索尔兹伯里大教堂的尖塔感兴趣，因为那是欧洲教堂中最高的尖塔之一。

但是这场电视访谈非但没有帮他们洗清罪名，还揭露了他们两个人的身份。其中一个被情报调查专家辨认出是阿纳托利·切皮加上校，他是车臣战争中的退伍军人，并获得了国家最高奖项"俄罗斯联邦英雄"勋章。另一名嫌疑人被确定为俄罗斯军事情报部门的医生亚历山大·米什金上校。

随着调查的进行，斯克里帕尔父女也恢复了意识，病情稳定下来后就出院了。他们的下落至今不为人知晓，但在电视讲话中尤利娅拒绝了俄罗斯政府表面上的帮助，并要求让她和她的父亲安静康复，别来打扰。俄罗斯便借此指责英国政府剥夺斯克里帕尔父女的自由，并建议把他们送回俄罗斯。

中毒事件还发生了最终的转折：一对来自埃姆斯伯里（在索尔兹伯里以北约11千米的地方）的夫妇捡到了装有诺维乔克的香水瓶。斯特吉斯在她自己的手腕上喷了一些"香水"，她的丈夫罗利后来将其描述为"没有香水味"的油性物质。一位朋友在他们的家中发现了这对夫妇，斯特吉斯满嘴泡沫，罗利靠着墙摇摇晃晃的，"汗水从身上不断流下来，嘴里还发出怪异的声音"。斯特吉斯后来死在了医院，法医的解剖结果显示她的身体中含有诺维乔克。虽说毒药是用来杀谢尔盖的，但斯特吉斯却是这次袭击中唯一死亡的人。

俄罗斯方的否认

俄罗斯一直否认参与暗杀，认为是英国伪造了袭击以破坏俄罗斯的利益。普京总统在接受采访时说，所谓的刺客是没有犯罪记录的俄罗斯公民。俄罗斯国家电视台第一频道也否认了这一消息，说刺客实际上是运动营养学家，他们到索尔兹伯里寻找营养产品。一位新闻主播则警告说他们有"背叛祖国"的危险，并说英国已被证明是一个特别危险的地方。她说："也许是气候的原因，但近年来发生了太多奇怪的事件，且后果都很严重。"

诺维乔克

诺维乔克在俄语中的意思是"新来者",是"N系列"神经性毒剂的统称。它是在诸如沙林和梭曼等较老的神经性毒剂的基础上研发出来的,其本质上类似于神经性毒剂VX。

简　介

苏联于冷战结束前些年在"Foliant"秘密军事计划下研制出诺维乔克。科学家维尔·米尔扎亚诺夫叛逃到美国后,在20世纪90年代暴露了它的存在。米尔扎亚诺夫解释说,在乌兹别克斯坦的努库斯秘密化学武器工厂中已开发了一批诺维乔克。它被军事领导人认为是一种宝贵的武器。由于它不为人所知,不同于老式的神经毒剂(例如VX),它不会被检查人员发现。后来被证实这种毒药的效力测试是在狗身上进行的。

如在索尔兹伯里父女中毒事件中表现出的那样,诺维乔克无色无味,有液体、粉末、气体或气雾剂的形式。经计算,后来在埃姆斯伯里发现的香水瓶里含有的诺维乔克足以杀死数千人。诺维乔克还可以通过炮弹、炸弹或导弹进行释放。

2018年,德国特勤局购买了苏联开发的诺维乔克的样品,并与欧盟中的其他国家以及美国等合作伙伴共享。随后一些西方国家也开发了诺维乔克用于测试。尽管用诺维乔克攻击整个城市的后果将是灾难性的,但这种毒剂已不再是发达国家防御网络中不知底细的匿名武器了。

毒理作用

像大多数神经性毒剂一样,诺维乔克作用于能使信息在神经之间传递的乙酰胆碱分子。一旦它完成了自己的工作,乙酰胆碱就会被一种称为乙酰胆碱酯酶的酶分解。在这种作用下,肌肉会不受控制地收缩或产生痉挛,从而导致呼吸衰竭和心脏骤停。最后受害者肺部会充满液体,如果受害者没有首先因心脏病发作而死的话,最终也会被体液"溺毙"。

中毒症状

诺维乔克中毒的最初症状是瞳孔急剧收缩、呼吸中断、心率过高以及大量出汗。之后会出现恶心、呕吐、腹泻、抽搐,最终丧失意识,直至死亡。

治疗办法

虽没有特定的解毒剂,但是阿托品可以通过阻断乙酰胆碱酯酶来阻止毒药发挥效用,不过阿托品只有在受害者中毒后立即使用才会有效。阿托品会通过进一步缓解呼吸肌的麻痹状况从而帮助受害者呼吸,并将液体从肺部清除出去,以此挽救中了诺维乔克的人。

知名毒害事件

•1995年，诺维乔克的早期版本被用来毒害俄罗斯银行家伊万·基维利迪及其秘书扎拉·伊斯梅洛娃。基维利迪的前商业伙伴弗拉基米尔·胡齐什维利（Vladimir Khutsishvili）后来经查证，是毒害2人的凶手。有人认为他是从国家有机化学技术研究所的一名员工那里非法拿到的毒药，而该研究所恰好参与了诺维乔克的开发。

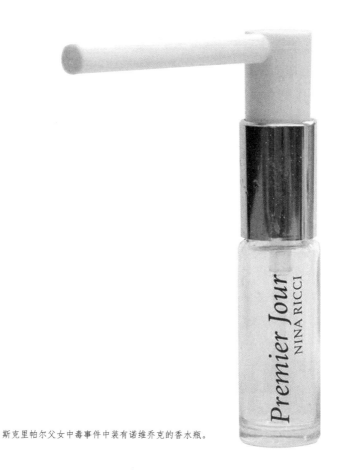

斯克里帕尔父女中毒事件中装有诺维乔克的香水瓶。

索菲·汉娜长信推荐

"冷血地毒杀一个男人是件极其恶毒的事。如果旁边有把左轮手枪，她一把抓了起来杀死了他，那么说不定还算情有可原。但这种冷酷、充满蓄谋和报复意图的毒杀则需要杀手镇定非常，内心坚硬。"这是阿加莎·克里斯蒂《五只小猪》（*Five Little Pigs*）中的一句话。事实上，读者们读到后来就会发现凶手做出毒死埃米亚斯·克雷尔（Amyas Crale）的决定其实并非那么镇定，反而充满激情，随着中毒的发生……好了我不会再说了，因为我不想给任何尚未读过此书的人剧透有史以来最好的侦探小说之一。

阿加莎·克里斯蒂是一名毒药专家，年轻时曾做过医院药剂师，而我作为她写作风格的承袭者（不过我更乐意称之为帮手）则解锁了自己虚构毒杀情节的本领。在我的写作经历中，以前还从没用毒药来作为凶手谋杀的方式，直到2013年我的第一本波洛小说《字母袖扣谋杀案》（*The Monogram Murders*）问世。在构思此书时，有那么一瞬间的灵感让我觉得需要把它写进去：具体来说就是氰化物。在我的第二本波洛小说《封

闭的棺材》（*Closed Casket*）中，我再次使用了毒药，这一次的选择是士的宁。难道说是20世纪30年代的历史背景解放了我那投毒者的内心？我认为不仅于此。写完《封闭的棺材》一书后不久，我便出版了一部和它是同时代背景的犯罪小说——《蓝熊恶霸》（*Bully the Blue Bear*），书中凶手将受害者会过敏的食物用作具有个人针对性的毒药。就算故事中的凶手可以得到氰化物或士的宁，但她也并没选用，因为这些玩意儿是众所周知的毒药。相对而言，带几个会让受害者过敏的煮鸡蛋溜进现场，再把它们放到某个特殊的午饭盒里，这种做法让人不大能猜疑到真正的犯罪嫌疑人身上——因为她看起来真的不太像个凶手。话虽这么说，她本人可对自己所策划的这场谋杀心知肚明。

许多作家在写谋杀谜案时比起大篇幅描写谋杀，其实更注重描写谜案，当一个令人困惑的心理谜团摆在眼前时，很多作家可能并不想浪费笔墨在描写窒息、呕吐等诸如此类的事情上，而是更愿意集中注意力去处理那些费解的谜团。

我承认，我是在说我自己。这是个有点

儿令人尴尬的故事：我曾应邀读一本犯罪小说并为它写几句封面推荐语。故事讲的是一个女人因谋杀自己身患绝症的丈夫而受审。她承认是自己杀死了他，并辩解说这是为了结束他的痛苦，是仁慈之举。我对出版商说："我必须问问，接下来还有什么转折吗？会不会他没有得绝症，只是因为她恨他，所以想让他死呢？""并不是。"出版商略带困惑地说："他真的快死了，她爱他，确实是出于仁慈杀了他。""要是那样的话我不愿看这本书。"我说："这故事也太让人郁闷了。"

我的第三本波洛小说《四分之三的秘密》（ *The Mystery of Three Quarters* ）中没有涉及毒药。我目前正在构想第四本书，还没有决定受害者的死亡方式。就像波洛一样，我有"秩序癖"，而毒药可能会让线索如乱麻般纠缠难辨。我忍不住想谋杀应该是快速、直率和面对面的。当然，谋杀绝不应该发生在第一个场景中，除了在小说里。如果你是犯罪小说的读者、真正的犯罪小说迷或有抱负的犯罪小说作家，那么毫无疑问，你会在本书中获得很愉快的阅读体验。

索菲·汉娜

索 引

图片来源

出版方在此鸣谢以下图片来源方的许可：

AKG—Images: DeAgostini/A.Dagli Orti 艺术与历史档案馆图库 迪亚哥/A.达格利·奥尔蒂 第66页

Alamy: AF Fotografie 阿拉米图库：自动对焦摄影网站 第62页；Archive PL 第91页；Artokoloro Quint Lox 阿托科洛罗·昆特·洛克斯有限公司 第22页；Stefano Bianchetti 斯特凡诺·比安凯蒂 第68页；Chronicle 编年史公司 第4、11、81、103页；Dorset Media Service 多赛特媒体服务公司 第165页；Geoz 盖茨 第92页；Florilegius 弗洛里吉乌斯公司 第98页；John Frost Newspapers 约翰·弗罗斯特报 第112页；History and Art Collection 历史与艺术收藏馆 第51页；ImageBROKER 中间客图网 第8页；Lanmas 兰马斯 第61页；Lebrecht Music & Arts 莱布雷希特音乐与艺术图库 第56页；Newscom 新闻网 第128、162页；Pictorial Press 图画出版社 第91页；UtCon Collection 第65页；Bruce Yuanyue Bi 毕远月 第124页

Bridgeman Image 布里奇曼图库 第5、14、21、96页；Archives Charmet 查米特档案馆 第26页；Granger 格兰杰历史图片档案馆 第57页；Look and Learn 看与学历史图片档案馆 第23、45页；Purix Verlag Volker Christen 普瑞克斯·维拉格·沃尔克·克里斯滕 第25页

Getty Images 盖蒂图像有限公司 第125、131页；Araldo de Luca/Corbis 阿拉尔多·德·吕卡/科比斯图库 第29页；Bentley Archive / Popperfoto 本特利档案馆/波普尔图库 第120页；Bettmann 贝特曼档案馆 第113、148页；Bride Lane Library/ Popperfoto 布莱德图书馆/ 波普尔图库 第117页；The Cartoon Collector/ The Print Collector 卡通收藏家/印刷品收藏家 第87页；DeAgostini 迪亚哥 第54页；Express Newspapers 每日快报 第102页；FBI 联邦调查局 第145页；Fine Art Images 艺术图库网 第41、39、42页；Hoang Dinh Nam/AFP 黄定南/法新社 第9页；Efired 第35页；Florilegius / SSPL 弗洛里吉乌斯公司 /科学与社会图库 第58页；Granger 格兰杰历史图片档案馆 第71页；Acey Harper/The LIFE Images Collection 生活图像集/艾西·哈珀 第137页；Julien M. Hekimian 朱利安·M.赫基米安 第64页；Heritage Images 遗产图库 第34页；Nobori Hashimoto 桥本登 第131页；Hulton Archive 休尔顿档案馆 第57、122

页；Illustrated London News/Hulton Archive 伦敦新闻画报/霍顿档案馆 第97页；Imagno Imagno 图片档案馆 第18~19页；Wojtek Laski 沃捷克·拉斯基 第109页；Markus Leodolter / AFP 马库斯·莱奥多特/法新社 第157页；Hasan Mohamed/AFP 哈桑·穆罕默德 /法新社 第133页；Matthew Naythons/The LIFE Images Collection 马修·奈顿/生活图片收藏馆 第116、117页；NY Daily News Archive 纽约每日新闻报档案馆 第149页；Neal Boenzi 尼尔·博思齐第118页；Ira Nowinski/Corbis/VCG 伊拉·诺文斯基 / 科比斯/ 视觉中国 第110页；Phas/ UIG 第71页；The Print Collector 印刷品收藏家 第85页；Popperfoto 波普费托图库 第123页；Prisma / UIG 第31页；Prisma Bildagentur / UIG 第55页；Smith Collection / Gado 史密斯收藏馆 /加多图库 第147页；Dick Swanson/The LIFE Images Collection 迪克·斯旺森/生活图片收藏馆 第158页；Ullstein Bild 乌尔斯坦图像代理机构 第108页；Alex Wong 亚历克斯·黄 第143页；SSPL科学与社会图库 第 33、58下图、105、114页；Universal History Archive 环球历史档案馆 第6、48~49、58上图、82、155页；Natasja Weitsz 娜塔莎·维兹 第150页

Greenwich Heritage Centre 格林威治遗产中心 第83页

Metropolitan Museum Of Art,Catherine Lorillard Wolfe Collection,Wolfe Fund 1931 大都会艺术博物馆 凯瑟琳·洛里亚尔·沃尔夫收藏 沃尔夫基金会 1931年 第12页

Private Collection 私人收藏 第63、84、89页

Science Photo Library 科学图库 第141页；Carlos Clarivan 卡洛斯·克拉里温 第151页；Natural History Museum,London 伦敦自然历史博物馆 第46页；Dr. Mark J. Winter 马克·J. 温特博士 第138页

Shutterstock 快门图片网 第107、160页；Amoret Tanner Collection 阿莫瑞特·坦纳收藏 第3页；Design Pics Inc 设计图片公司 第52页；Eye of Science 科学之眼网站 第75页；Granger 格兰杰 第73、115页；MoreVector 多矢网 第7页上图；Morphart Creation 莫菲特创作公司 第36页；Stanislav Samoylik 斯坦尼斯拉夫·萨摩耶里克 第7页下图；Geoffrey White/ANL 第139页

Topfoto 托普福托图库 第101页

Wellcome Library 维康图书馆 第94页

图书在版编目（ＣＩＰ）数据

毒药：危险物质的历史 / （英）本·哈伯德著；黄
韵雅译. -- 北京：北京时代华文书局，2020.6
书名原文：Poison: The History of Potions,
Powders and Murderous Practitioners
ISBN 978-7-5699-3677-3

Ⅰ．①毒… Ⅱ．①本… ②黄… Ⅲ．①毒物—历史—
世界—普及读物 Ⅳ．①R99-091

中国版本图书馆CIP数据核字(2020)第065687号
北京市版权著作合同登记号　图字：01-2019-4347

Poison: The History of Potions, Powders and Murderous Practitioners, by Ben Hubbard
Text © André Deutsch Limited 2019
Foreword © Sophie Hannah 2019
Design © André Deutsch Limited 2019
First published in UK by André Deutsch, an imprint of Welbeck Non-fiction Limited
All rights reserved.
Simplified Chinese rights arranged through CA-LINK International LLC

毒 药：危 险 物 质 的 历 史
DUYAO: WEIXIAN WUZHI DE LISHI

著　　者｜[英] 本·哈伯德
译　　者｜黄韵雅

出 版 人｜陈　涛
策划编辑｜姜锦赫
责任编辑｜徐敏峰
责任校对｜周连杰
装帧设计｜孙丽莉
责任印制｜訾　敬

出版发行｜北京时代华文书局 http://www.bjsdsj.com.cn
　　　　　北京市东城区安定门外大街 138 号皇城国际大厦 A 座 8 楼
　　　　　邮编：100011　电话：010-64267955　64267677
印　　刷｜北京盛通印刷股份有限公司　010-52249888
　　　　　（如发现印装质量问题，请与印刷厂联系调换）
开　　本｜710mm×1000mm　1/16　印　张｜11.5　字　数｜226千字
版　　次｜2021 年 7 月第 1 版　　印　次｜2021 年 7 月第 1 次印刷
书　　号｜ISBN 978-7-5699-3677-3
定　　价｜79.00 元